面對失智症你可以不恐懼

日本失智症權威醫師奧村步

告訴你失智症知識、應對法及照顧法，
找回和親愛家人的幸福生活。

奧村 步 著　李璦祺、陳柏瑤 譯

【推薦序】

認識失智症的最佳入門好書

鑑於台灣高齡化社會來臨，失智症照護乏人問津，天主教耕莘醫院暨永和分院率先於一九九八年發起成立「天主教失智老人基金會」；並於二〇〇〇年開辦台灣第一家失智老人養護中心和日間照護中心，同時推出「認識他、找到他、關懷他、照顧他」之失智症照護宣言作為本會的願景目標，主動協助配合政府政策、結合民間力量，並積極努力辦理不同型態的活動、出版宣導教育刊物、製作電影動畫和紀錄片，有效地運用傳播媒體；以廣泛宣傳讓廣大民眾認識失智症，找出更多需要幫助的失智症患者與家庭。此外，本會開辦的聖若瑟失智老人中心也成為兩岸四地失智症照護的標竿學習示範機構，並奔波各地協助成立失智症家屬聯誼會，辦理「家屬照顧技巧訓練班」與「專業照顧人員培訓班」，建構了完善的失智症照護服務模式。

本書作者奧村步博士是日本腦神經醫學知名醫師，專精失智症研究和臨床醫療，經驗豐富，目前診療人數已超過二萬多人。他認為對病患及其家屬而言：「最大的敵人不是失智症，而是對失智症的偏見！」針對一般大眾對失智症相關的各種「迷思」，作者以深入淺出、具體易懂的描述，解開大家對失智症的疑惑和不安，並強調只要化解迷思、排除偏見，建立正確的觀念和應對方式，失智症就不足以為懼！

完善的失智症照顧，家屬也是照顧團隊中的重要一環，深信本書的出版既可以幫助家屬和照顧者扮演好照顧的角色，也絕對是一般大眾認識失智症的最佳入門好書。

天主教失智老人社會福利基金會執行長

（簽名）

【前言】

身為一名失智症的專科醫師，至今診療過的失智症患者已超過兩萬人。在我的診療工作中，為家屬「解決生活疑難雜症」是相當重要的一部分；而長年累積而來的診療經驗告訴我：「只要周遭的人有正確的觀念及應對方式，失智症就不足以恐懼！」

真正令失智症患者與其家屬深以為苦的，其實是對失智症的迷思，而非失智症本身。各位最大的敵人不是失智症，而是對失智症的偏見。

面對失智症，任何人都有可能因迷思與偏見，而陷入困境。其實身陷如此困境的不單是失智症患者本人、家屬及其周圍的人，甚至還包括媒體以及整個社會。

只要能化解迷思，排除偏見，就一定能找到生路，日常生活也會變得輕鬆自在；同時，也能為超少子化的高齡社會帶來曙光，人人都能感到「失智症不足以為懼！」

著手撰寫本書之前，我試著從不同角度檢討一般人對失智症所產生的各種「迷思」，最後將這些「迷思」歸類成六大類。

這六大類即是本書的六個章節，包括第一章「對於失智症的一般迷思」，第二章「認為失智症是『絕症』的迷思」，第三章「對失智症醫療的迷思」，第四章「照顧方式上的迷思」，第五章「對失智症藥物的迷思」，以及第六章「媒體對失智症的迷思」。

各篇章中包含了「迷思1」到「迷思45」，共有四十五個一般人對失智症的誤解。每一項「迷思」都由三個部分組成，分別為「為何有這樣的迷思？」→「解開迷思！」→「理解是為了走更長遠的路」。每一項都是一個完整的內容。不妨在遇到疑難雜症時，挑選當下你最想知道的「迷思」來閱讀。

就讓我們在這個失智症盛行的時代裡，一起無所畏懼地開創幸福的明天吧。

第❷章 認為失智症是「絕症」的迷思

第❸章 對失智症醫療的迷思

第4章 照顧方式上的迷思

第5章 對失智症藥物的迷思

第6章 媒體對失智症的迷思

第1章

對於失智症的一般迷思

迷思1

罹患失智症是因為上了年紀，所以無計可施

為何有這樣的迷思？

「罹患失智症是因為上了年紀，所以無計可施」，造成此迷思的最主要原因是：失智症的症狀實在難以辨認。尤其失智症的前驅階段「輕度知能障礙（MCI）」，單憑症狀難以判斷、區別究竟是年齡造成的老化現象，還是真正的失智。諸如其他身體上的疾病，通常可藉由腹痛或反覆的腹瀉，判別是腹部的問題，或是因不斷咳嗽、講話的聲音不若平常、帶有鼻音，判斷是染患感冒。但是，初期的失智症則不易判別。

提到失智症，一般人立刻聯想到「健忘」，然而區區「健忘」也存在著難以辨識的一面。例如年邁的父母親反覆說同樣的事、問同樣的話時，子女們

總以為老人家就是如此，不易覺察是生病。

再者，究竟是年邁後自然生理現象的「一時忘記」，還是失智症症狀的「健忘」，其實也有著難以分辨之處。

無法明確區別，意味著我們還能明白意識到失智症是一種疾病。

至於造成迷思的第二個原因，則是基於不願承認父母親失智的微妙心態，在迴避的心理作用下，進而對父母親的症狀視而不見。

阿茲海默症是最典型的失智症，由於病程進行緩慢，病患家屬即使已感覺到患者的異狀，但基於「不願承認父母親患有失智症」的心態，往往形成長期性的漠視。

事實上，子女們不願正視父母親患有失智症，常是因為對失智症懷有以下的迷思與偏見：

- 失智症是可恥的疾病。
- 只有奇怪的人才會罹患失智症。
- 我們家族沒有失智症的遺傳基因。
- 要是罹患失智症就完蛋了。
- 罹患失智症等於什麼都不知道、什麼也做不了。

・就算診斷出失智症，也無計可施。失智症是藥石罔效的疾病，罹患了，我們也一籌莫展。

由於多數人認為「失智症是絕症（請參照第二章）」，所以即使察覺到父母的異樣，也不願冷靜接受現狀。也就是說，不願承認自己對失智症懷有偏見，為了說服自己，只好自願陷入迷思中，將失智症解釋為人上了年紀後必然產生的「狀態」，認為失智症稱不上「疾病」，只是單純的衰老罷了。

解開迷思！

失智症，並不是單純的老化現象，而是疾病引起的病狀。失智症必然潛藏著疾病，有可能是阿茲海默症，也有可能是路易氏體失智症，因為這些疾病都會引發腦部異變。

失智症是疾病所引起，不是自然的生理老化。至於罹患失智症，既不是患者本身的錯，也不是家屬的錯，與癌症一樣都是偏離健康的變異現象（腦部變異）。失智症是疾病，不是老化——但話說回來，也的確是高齡者易罹患的疾病，這點與癌症或其他疾病並無差異。

理解是為了走更長遠的路

鴕鳥心態地將失智症解釋成「因為年紀大了」，當然難以衍生具體的因應之道。若不能正視「失智症也是疾病」，在問題出現時選擇漠視，迫使病症日益嚴重的話，不遠的將來一定會令患者及家屬陷入棘手的局面。

感冒時，因應之道就是保持室內溫暖，靜養並攝取充足的營養。同樣地，罹患失智症時，也有針對不同病因的因應之道與生活照料。

如何適切因應與照料，首先必須從正確認識失智症的原因與症狀開始。失智症的各種症狀，通常是一點一滴慢慢浮現。在那諸多症狀中，除了疾病本身的「核心症狀」外，還經常因為核心症狀帶來的精神壓力而衍生出「精神行為症狀（BPSD）」。關於這兩類症狀，我們必須能區分與理解。

正確理解何謂失智症，並容許生活上有些許的改變——其實，單單如此就能讓情況有所好轉。相信失智者患者的家屬閱讀過本書後，必能心生「失智症不足以恐懼」之感。因為讀過本書，就能消除對失智症的迷思與偏見，進而謀求適切的因應對策。

迷思2 失智症是心理問題

為何有這樣的迷思？

不少人以為失智症是心理問題。因為罹患失智症後，不僅會出現遊蕩、爆粗口、發出怪聲、異常飲食等行為症狀，還會引發不安、憂鬱、幻覺、妄想等心理症狀。

產生這樣的迷思，一方面是因為前述的理由，另一方面是我們對「腦」與「心」的關聯沒有明確概念。平時的生活中並無意識到腦的存在，然而，腦的確掌管著我們的心與思考。古人說「心的所在就在心臟」，因而心臟也稱為「心」，故難以將「腦的運作」與「心」聯想在一起。所以，當失智症出現心理方面的症狀時，我們便誤以為是心理問題，而不認為是腦的運作出現異常。

解開迷思！

失智症，其實是腦部發生病變，而非心理異狀。罹患失智症，會造成腦部部分功能低下，導致記憶等資訊處理能力出現異狀，並不是心理所引發的功能低下。其實，患者仍保有著原本的心靈。

西元前三世紀古希臘的醫學家——希波克拉底，人稱「醫學之父」，他曾說過：「無論歡喜、說笑、憂鬱、苦惱或流淚，皆出自腦……，同樣的，人們時而狂暴，時而恐懼，時而出現睡眠、行為之異狀，而有時又興起不必要的擔憂或虛榮，也皆出自腦。」

希波克拉底一語道破「腦為心之所在」，在許久以前他即洞見病態「精神行為症狀」即源自於腦。然而，恐怕也只有希波克拉底那般偉大的學者，才能有如此真知灼見。

理解是為了走更長遠的路

由於患者腦部的情報處理功能低下，常破壞人際關係間的圓融，患者會為此倍感沮喪與壓力，進而容易引發病態的「精神行為症狀（BPSD）」。罹患失智症，並不意味喪失了「展現個人本色」的腦部功能，畢竟患者的心仍一如往常。所以如果家屬能體認到患者即使罹患失智症，仍抱持「一如往昔地想保有本性，且與周遭（家人）和睦相處」的心情，願意包容體諒患者，通常患者就不易出現心理上的異狀了。

失智症患者的心情紊亂，多半是來自希望「自己還能跟原來的自己一樣」「能夠與他人相處融洽」的期待。衷心期盼各位家屬能體諒洞察他們的內心。

迷思 3

以為失智症同等於阿茲海默症

為何有這樣的迷思？

媒體在討論關於失智症議題時，常易流於使用「失智症＝阿茲海默症」的說法。無論是電視節目的專題訪談、新聞報導中的特輯，還是書店陳列販售的書籍，其共通之處都是以「失智症＝阿茲海默症」的脈絡說明何謂失智症。

於是，在媒體的操弄下，人們掉入「失智症＝阿茲海默症」的迷思。不得不以簡潔概要的模式處理天下大小事的媒體，近來也傾向以「失智症＝阿茲海默症」的脈絡傳遞有關失智症的訊息。會有這種現象，背後主要基於以下幾個因素：

①實際上，失智症的病因又以阿茲海默症居多（約百分之六十七）。

②一般人對於失智症的印象是——隨著年齡衰老，健忘日益嚴重，最終落於癡呆的狀態——最符合此印象的就是阿茲海默症。

③在失智症中，又以阿茲海默症最需要因應各患者的個人差異加以照料，而照料是否得宜也會大大左右患者的病情（例如，失智症的藥物最主要還是用於治療阿茲海默症；照顧的方式也可能影響患者的生活品質）。

解開迷思！

所謂的失智症，其實是諸多病症的總稱（也就是說，實際上並無「失智症」這種疾病）。造成失智的原因很多，有時甚至交錯並存。關於阿茲海默症，近年（西元二〇一二年）根據日本厚生勞動省（譯註：相當於台灣衛生署）統計的結果，四百六十二萬名失智症患者中，阿茲海默症的比例占百分之七十以下，也就是說，還有三分之一的失智症是阿茲海默症以外的疾病。以下的疾病都有可能造成失智症：

▼**三大退化性疾病**

阿茲海默症、路易氏體失智症、額顳葉型失智症(皮克氏症)

▼**腦血管疾病**

腦梗塞、腦出血等腦中風造成的失智症=血管性失智症

▼**內分泌疾病和代謝疾病**

甲狀腺低能症、維生素B缺乏症、葉酸缺乏症等

▼**腦腫瘤**

腦膜瘤、神經膠質瘤、惡性淋巴瘤、移轉型腦腫瘤等

▼**外傷性疾病**

慢性硬腦膜下血腫、瀰漫性軸突損傷、腦挫傷等

▼**感染性疾病**

腦膜炎、腦膿瘍、單純疱疹腦炎、庫賈氏病等

▼**不包含頭蓋骨內的全身性疾病**

當高齡者因肺炎、心臟病、癌症、骨折……等疾病而住院,有時隨著環境突然改變,患者產生壓力,也可能出現類似失智症的症狀

▼**其他**

憂鬱症引發假性失智症、自發性常壓水腦症(iNPH)、藥劑引發失智症等

理解是為了走更長遠的路

在討論失智症時，我們必須先區別此「失智症」究竟意指阿茲海默症，還是阿茲海默症以外的疾病造成的失智症，或者包括所有病因（前述所列的疾病）的失智症總稱。

本書中，涉及理解與因應失智症的相關內容時，主要著墨於阿茲海默症。若談及醫學理論時，則會依阿茲海默症、路易氏體失智症、額顳葉型失智症等不同疾病分類說明。

迷思 4

想不起對方的名字時就是失智症？

為何有這樣的迷思？

於「記憶門診」就診的患者中，又以「最近老是想不起對方的名字」或「叫不出物品名稱」的困擾居多。許多中高年者一旦頻頻「健忘」，免不了陷入是否罹患失智症的憂慮。

根據我在「記憶門診」的經驗，前來看診的患者也都擁有類似困擾。有人是在車站巧遇摯友，卻想不起對方名字；有人是怎麼也想不起來學生時代一起旅行的摯友名字——他們不能理解自己怎能忘記生命中重要人物的名字，而懷疑自己患了失智症。

解開迷思！

邁入中高年，難免有猛然想不起人名或物品名的時候，但這樣的「健忘」與失智症初期症狀的「健忘」並不相同，可說是性質完全不同的「健忘」。

明明知道對方或物品的名字卻想不起來時，我們常稱之為「話都來到了嘴邊」，英語則以「tip of the tongue（舌尖）」表達那種無法道出詞彙的焦急感。

這種狀況與失智症的「健忘」截然不同，因為事實上並未忘記，仍保存在腦裡，只是暫時無法順利取出。給予提示、時間後仍可以憶起。所以這類的「健忘」只是「一時忘記」，不同於失智症的「健忘」。

理解是為了走更長遠的路

為了說明中高年的「一時忘記」與失智症的「健忘」之不同，首先必須理解「記憶」的成形過程。如此一來，你也將能明白「記憶」是生物為了得到舒適生活，而發展出的情報處理功能中樞。

若把「記憶」比喻為「劇場」，則區分為銘記↓儲存↓檢索的三幕戲。第一幕的「銘記」是記憶的第一步，也就是「收集來自外界的訊息」。在腦科學領域，稱之為「輸入（input）」，而肩負起此先鋒部隊的任務的，就是負責五感的感覺神經系統──所謂的五感就是，「形（視覺）」「聲（聽覺）」「觸（觸覺）」「嗅（嗅覺）」「味（味覺）」。

由五感收集到的訊息，首先必須接受「記憶守門人」，也就是海馬迴的洗禮。海馬迴暫時儲存下那些「看到、聽到、經驗過」的記憶。所以說到記憶，就不能不提海馬迴，因為海馬迴正是記憶裡第一幕戲：「銘記」的中樞。

「銘記」，是記憶三幕戲中最重要的過程，若無法發揮此功能，也等於無法開啟記憶的運作。阿茲海默症型的失智症，即是在此過程中出現障礙。阿茲海默症患者的「健忘」，並不是「忘記了」，而是因為腦部「無法銘記」新的事物。

接著，銘記後的訊息則演進到記憶第二幕的「儲存」。這個「儲存」過程，與其說是儲存在腦內特定的儲藏庫，事實上更像是儲存於遍及整個腦部的「腦內網絡」中。

隨著腦科學的進展，人們已得以了解儲藏庫，也就是儲藏「記憶」的場所（部位），及各儲藏庫的功能。分別如下：

• 額葉聯合區：語言化的記憶及往事的記憶
• 頂葉聯合區：空間認知的記憶（諸如從公司返家的路程等）
• 枕葉聯合區：視覺性的記憶
• 顳葉聯合區：臉的輪廓或物品形狀的記憶
• 小腦：又稱為「程序記憶」，也就是「用身體記住」的記憶（例如記憶如何演奏樂器或騎腳踏車）

若「記憶」僅是儲藏在這些部位，卻不能在必要的時候取出，終究還是無用武之地。而這個「取出」的動作，就是記憶的第三幕「搜尋」。

「搜尋」的司令部在前額葉皮質區。前額葉皮質區負責的工作是，當自己準備做什麼或預備有何行動作為時，為了執行實踐，故從記憶的儲藏庫裡找出必要的資訊情報，並放上腦內工作檯。

使用頻率高或生存所必需的資訊情報，因為平時的反覆演練，而能立即從儲藏庫取出。不過，愈是枝葉末節或無關緊要的資訊情報，則愈難以找到、取出。尤其是長期未提取的項目與事件，要從腦海的深處取出十分不易。

我們的大腦不像電腦，輸入關鍵字即能瞬間找出資訊情報。而且，人類大腦的搜尋功能其實極為隨性，即使是經常搜尋的項目與事件，也會受疲憊或心理不安等的影響而無法發揮作用。

失智症的「健忘」為何？

	・無須擔心的「健忘」	・應留意的失智症「健忘」
漸進性病程	忘記經驗過的事的一部分	忘記經驗過的事的全部
日常生活	未造成自己或家人的困擾	對某個或某些人造成生活上的困擾
每天的固定習慣	能順利完成	無法完成
「健忘」的內容	人名或物品名等一般性事物	個人經驗中的重要事物
給予提示後	可以憶起	無法憶起
「健忘」的狀態	不變	漸進、惡化

判斷力	正常	低下
時間的認知	穩定	混亂
對於「健忘」的自覺	有自覺	無自覺、否認
情緒	不變	易怒、缺乏動力
家人間是否有異樣感	很少	頻繁（尤其有情緒變化或妄想等情況時）

事實上，大腦中的記憶搜尋，既不耐精神上的壓力，對於情緒上的不安也相當敏感。愈是敏感認知到自己的「健忘」，就愈易陷入「想不起來」的惡性循環。因此，在「健忘」的底下其實時時潛藏著「精神壓力」。

迷思 5

失智症患者不擅於交際

為何有這樣的迷思？

會引起這樣的迷思，可歸結出幾個原因，不過最大的致因則是媒體介紹失智症時的「畫面重現」，例如讓演員模擬失智症患者大爆粗口、使用暴力、大哭大鬧等畫面。

於是許多人誤以為失智症患者會變得無法與人溝通、易怒，所以人際關係也不融洽。

解開迷思！

有三位長期研究失智症的日本醫界專家，他們對於失智症患者的特徵描述如下：

- 小阪憲司：「普遍說來他們親切友好，與他人保持往來，並留意禮節。」
- 松下正明：「他們重視人際關係的互動是否『合乎情理』。」
- 長谷和夫：「他們在人際關係與周遭事物的應對進退，相對來說保持得很好。」

根據這些描述，不難發現即使罹患失智症，還是保有一般的人性。不，我們甚至可感覺到比起未患有失智症者，失智症患者更在意人際關係的圓融與否。所以認為失智症患者好戰的刻板印象，其實只是個迷思。即使罹患失智症，依然會想與他人保持友好關係。失智症患者既不想與人起爭執，也不想惹出風波。普遍說來，失智症患者皆謹守禮節。

每個人都希望「與他人和睦共處」「不想被視為異類」「不想出糗」，因此面對人際關係時，都會保持客氣。然而，對方的言行出乎意料或遭到不友善的對待時，終究難掩失望與受傷。若情況持續且未改善，也許進而對對方懷有敵意，這種一般人會有的心理轉折，失智症患者又何嘗不是。

理解是為了走更長遠的路

失智症患者對人際關係相當敏感，由於疾病的緣故，他們的內心變得有如玻璃般易碎。因此與失智症患者接觸時，也應意識到「失智症患者仍期待與他人和睦共處」，並努力體會他們的心情。

如果他們感覺自己的期待受到對方踐踏、得不到尊重時，他們與對方的關係就會出現裂痕。

有些人誤以為「失智症患者跟一般人不一樣」。帶著這種誤會與失智症患者相處，而把他們當作呆子、幼童般對待時，他們當然會反擊。

他們的反擊方式就是「激動」「暴怒」「暴力言行」，也就是所謂的「精神行為症狀（BPSD）」，於是又使大眾產生新的迷思，誤以為「失智症患者就是愛吵架」。

迷思 6

失智症患者不會懷疑「自己可能患了失智症」

為何有這樣的迷思？

對於失智症的病識感，一般人常有這樣的迷思：「真正罹患失智症的人是不會承認自己失智的，敢說自己失智的人，其實根本沒有問題。」

的確，失智症患者的言行看似不自覺自己健康上的異狀，明明昨天發生的事、甚至是一兩小時前發生的事，隨即忘得一乾二淨卻還與旁人爭辯，一口咬定自己記得很清楚，這常讓周遭的人感到難以理解。事實上，「缺乏病識感」正是失智症的核心症狀之一。

「記憶門診」常利用「病識感的有無」以辨識（依症狀比較而診斷區別）

患者究竟是失智症的健忘、還是憂鬱症的健忘。例如，向明顯有記憶障礙的人詢問道：「你覺得自己的健忘嚴重嗎？你有感覺到異常嗎？會造成你的困擾嗎？會因此感到不安嗎？」會回否定答案的往往是失智症患者；反之，答案肯定時則更可能是憂鬱症，而非失智症。

不過，失智症患者真的察覺不出自己的記憶障礙嗎？真的沒有感覺到異常嗎？隨著失智症的不斷退化，面對一個「變化中的自己」「逐漸消失的自己」難道不會發現有異狀嗎？

解開迷思！

根據過去診察過兩萬名以上失智症患者的經驗，我可以斷言：「其實，失智症患者一定非常敏感地察覺到自己大腦運作的變化。」甚至在醫生宣告以前，他們就明瞭自己的異變。

關於「第一個發現罹患失智症的是患者自己」這個說法，可參考紀錄文學作家佐藤早苗的《為了理解失智症》（暫譯，新潮文庫出版）一書。在此就略為介紹這本書的內容。

佐藤早苗的職業經歷十分特殊，她曾從事美術創作多年，直到四十歲才轉而成為紀錄文學作家。《為了理解失智症》一書的主角，就是她喜歡畫畫卻罹患失智症的父親。

她父親的畫作，隨著失智症的退化起了劇烈的變化。在患病之前，他畫的多半是靜物或風景的精緻畫作，有時也會以豐富的色調描繪想像中的世界。但是，自從一幅名為〈那是什麼〉的畫作出現後，她父親的畫風從此轉變。那是一幅描繪老人徘徊在幽暗中的作品，然而當時周遭的家人卻尚未察覺到父親的異狀。

畫中老人的背影茫然自失地沿著道路的護欄前行，像是朝向死亡之路般絕望無助。這幅畫描繪的恐怕就是他自己當時的心境吧。

道路護欄旁僅豎立著一盞街燈，微微弱弱地照亮了老人周圍，然而無論是來路或去路都是一片幽暗。這幅畫深刻描繪出失智症患者對於自己來自何處又將去往何方，那種時間與空間的不確定感。

道路前方的雜樹林裡流洩著些許光線，是像似大樓的建築物所透出的亮光。那亮光映照出貌似人臉的陰影，令人不寒而慄。由於畫中僅能看到老人的背影，所以無從了解老人的視線投向何方，但想必是看著那人臉般的陰影吧。畫名取為〈那是什麼〉，想必也是這個緣故。這幅畫作向觀畫者透露著

「不知自己來自何處、又將去往何方」的不安、恐懼與絕望之感。

當佐藤早苗的父親以這幅幾可稱為「自畫像」的畫作，吐露自我情感的同時，也表現出他已察覺自己正在喪失時間與空間的概念。在周遭的人們尚未發現異狀前，他就已感覺到大腦的變異，不得不藉由繪畫抒發僅有自己了解的不安與恐懼。

如同佐藤早苗的父親，失智症患者在旁人察覺有異以前，其實早已知曉自己的異狀。因此，「第一個發現罹患失智症的是患者自己」。

患者在失智症初期階段，就已察覺自我異狀，他們一面對抗著自身的不安與苦惱，一面努力告訴自己：「這只是一時的身體不適，絕不是失智症。」同時，交錯著另一股不想被旁人看作「老年癡呆」的情緒，所以才會去掩飾因失智症而產生的不合理言行。他們其實是拼了命地不想出紕漏。我相信，同時他們心裡也存在著不想害旁人操心的溫情。

現在，失智症患者開始站出來說出自我心聲了。克莉絲汀・伯頓（**Christine Boden**）（婚後改名為克莉絲汀・布萊登）在其著作《親愛的，你記得我是誰嗎？一位阿茲海默症患者的生命之歌》（譯註：原文書名《Who will be when I die？》）一書中，描述出她對周遭的體貼顧慮。克莉絲汀曾是澳洲的高級政府官員。以下節錄其中的一段文字，文中深刻傳達出她已發現自己罹患失智症，並且不想造成他人麻煩的心理。

「光看我和別人相處的情形，或許會覺得我的情況一點都不糟，也很難想像再過短短幾年，我就會事事都得仰賴看護。因為我的『掩飾工夫』做得很到家。和對方說說笑笑、開開玩笑……因為和人相處的這短暫時間裡，我全神貫注地回應對方，所以別人大概很難看出我生病了……一旦對方離去，我就會像燃料用盡般變得冷淡無情，或疲憊得倒床不起……我的偏頭痛似乎就是因為努力表現『正常』而引起的。」

從這段文章可以看出克莉絲汀具有以下幾點心態：

- 我可以客觀地看待自己的失智症和認知能力的衰退。
- 不想被別人覺得「不正常」。
- 不想破壞在場的氣氛。
- 所以有時會掩飾自己。

理解是為了走更長遠的路

或許，失智症患者只有在輕度時期，才會有「病識感（對自己已罹患疾病的自覺）」。確實有很多患者已進入更嚴重的階段，而無法客觀看待自己的知覺功能衰退。

然而，無論病情再怎麼嚴重，患者自身一定都能約略感覺到「好像哪裡怪怪的」「自己的狀況變得比以前差了」。但因為他們對健康狀況的操心，比不上另一種更強烈的心情，那就是「我想保持正常！」「我不想癡呆！」「不想讓旁人覺得我不對勁」的心情，所以他們才會刻意否認失智。以上是我的推測。

一邊抱著難以言喻的不安感，一邊斬釘截鐵地說：「我很好，我沒事。」當我察覺到他們這般的心情時，不由得深感悲哀。若對「癡呆」一詞十分恐懼、對癡呆極度厭惡的人，當他們被喚作癡呆老人，被當癡呆病人看待時，當然會使「精神行為症狀（BPSD）」惡化。

只要身邊的人能夠同理失智症患者的「病識感」「不安」「焦躁」「逃避」「掩飾」「恐懼」，就能大致理解患者「難以理解的行為」是因何而生的。

努力去理解失智症患者的心情，並儘量貼近他們的感受，這是照顧失智症患者的基本條件。

第2章

認為失智症是「絕症」的迷思

迷思7 失智症是罕見疾病

為何有這樣的迷思？

一九〇六年，德國精神病學家愛羅斯・阿茲海默在德國醫學會上，提出世界首例的阿茲海默症病例報告。一九〇六年至今，也才滿一百年不久而已，從人類漫長的歷史來看，阿茲海默症不過是一個「年輕」「歷史尚淺」的疾病。

而在這一百年之間，還發生了另一個劇烈變化——那就是已開發國家的人口壽命，有了大幅的延長。高齡，是阿茲海默症的危險因子，所以壽命大幅延長，自然就代表著罹患阿茲海默症的人口也會隨之激增。然而，這個變化太過急劇——日本也是到最近才突然為了「八百萬名失智症患者的時代來臨」而引起軒然大波——以至於整個社會對於「失智症人口激增」的問題，仍處於認識不足的狀態。

日本社會對失智症認知落後的原因，一部分來自於醫界。因為長時間以來，整個醫療業界一直對失智症視若無睹。認真治療失智症患者的醫師寥寥無幾。造成此現象的原因是：長時間以來都未開發出治療失智症的藥物。

回想起來，我就讀醫學院所時（一九八五年至一九九一年），或在醫師國家考試（一九九一年）時，幾乎都沒有提過失智症的問題；而且當時能做正確診療的醫師也幾近於零。從教科書上來看，失智症確實是罕見的疾病！

當時，甚至沒有任何醫師在進行失智症患者人數的統計；因此，沒有人知道正確的數據。雖然也有人試著從照顧患者的現場調查人數，但失智症的初期症狀非常難分辨——這項「失憶」是年齡造成的「健忘」？還是「憂鬱症」造成的？或者是失智症的症狀？——在沒有醫師的鑑定統計下，要正確判斷患者人數根本是難如登天。

基於以上原因，日本長期低估了罹患失智症者的人數。然而，每次重新估計時，都發現數值突飛猛進。不久之前，估測出「到了二〇三〇年會達到三百萬人」，但根據最新的調查發現，實際情況並沒有那麼樂觀，真實情況其實更加嚴重。

解開迷思！

「失智症高齡者達四百六十二萬人，加上高危險群，共達八百萬人。」

——二〇一二年六月，這個消息撼動了整個日本。這條標題躍上各大報頭版，報導內容是以筑波大學的朝田隆教授所整理出的失智症報告為根據。

朝田教授等人在主治失智症的醫師的主導下，根據正確的診斷學診斷出失智症，再經過縝密的統計方式計算出此數值。這可說是日本首次針對失智症做出的科學性統計結果。而這些數字也顯示出一項驚人的事實：「超過八十歲的人當中，每四人就有一人會罹患失智症。」

這個數字告訴我們，失智症是任何人都有可能罹患的「常見」疾病。假設有一對五十歲的夫婦，雙方的父母都活到八十歲高壽，那麼父母四人當中就會有一人罹患失智症；而且三十年後，自己或配偶其中一人罹患失智症的機率是二分之一。

理解是為了走更長遠的路

前項的數字真實呈現出，失智症的問題和每個人切身相關，各位讀者都是身在其中的當事人。每個家庭在未來都有可能出現失智症患者，屆時就必須抱有一同生活下去的決心。同時，面對失智症時該有的正確知識，與適當的應對及照顧技巧，更是我們不能不學習的。

再說，眼前的失智症問題雖是發生在雙親身上，但不久後的將來也可能變成是自己身上的問題。從數據來看，這個機率相當高。

當前我們只得接受這個事實。但更重要的是，接受之後更要改變思維，積極了解失智症，做出適當的因應，才能「轉禍為福」。

迷思 8

失智症是無法治療（症狀只會惡化不會好轉）的疾病

為何有這樣的迷思？

無論是媒體、相關詢問處或醫院，在對失智症進行醫學上的說明時，通常會這麼告訴大眾：

「失智症是漸進性的疾病，症狀只會逐漸惡化，目前沒有根治的方法。」

一般民眾接觸到的都是這樣的說法，當然會覺得：「原來如此，簡單地說失智症是一種不治之症。」

加上近來媒體的渲染，使得愈來愈多人誤以為「失智症所造成的惱人症狀，一旦出現就只會惡化，不會減輕，也無法治癒。」

解開迷思！

失智症那些棘手且拖累自己和家人的症狀，其實可透過妥善照料得以改善。有時甚至可以回復到彷彿「失智症痊癒」的狀態，讓患者重新過著安穩的日常生活。

只要失智症患者遭受到的是帶有迷思與偏見的對待，症狀就無法改善。反之，只要正確理解，妥善照顧，就能使失智症大幅好轉——宣傳這個觀念，正是我撰寫本書的動機。第一步要做的就是先解開迷思，請別再相信「失智症不會好轉」這種說法了。

理解是為了走更長遠的路

請懷著期待，相信失智症可以治療，並繼續閱讀本書的其他篇章。

迷思 9

羅患失智症後就會失去情緒反應

為何有這樣的迷思？

羅患阿茲海默症的人，表情經常會變得愈來愈不生動，最後臉上甚至會露出一種難以形容的空洞與不真實感。這可能是肇因於患者的定向感愈來愈薄弱，也就是愈來愈分不清楚「自己現在身在何處？」「現在是幾月幾日星期幾的幾時幾刻？」「自己究竟是誰？」

看到這種空洞表情時，就會以為他們是情感淡默（變得缺乏情緒反應，感覺不到喜怒哀樂的狀態）吧。

解開迷思！

但臉上沒有表情，不代表內心沒有感覺，而且很多人罹患失智症後，情緒反而變得更加敏感。說得好聽點，就是「變得富有情感表現」；說得不好聽，就是「變得情緒起伏劇烈」。

事實上，即使罹患失智症，腦中的杏仁核，也就是情緒中樞，也不會產生功能衰退的現象。杏仁核會透過情緒起伏的運作，分辨當時經歷的是愉快的事，還是不愉快的事，並貼上標籤。而失智症患者的杏仁核功能有時反而會變得更亢進。因此，失智症患者對於不愉快的經驗極為敏感。即使用語言表達的記憶已變得模糊曖昧，但「情緒的感受」仍會頑強地保留下來。

理解是為了走更長遠的路

面對失智症的患者時，與其訴諸海馬迴，不如訴諸杏仁核。在說明較為複雜的情況時，不要光靠語言說服對方，還要使用能讓對方感到安心的笑容、動作、手勢等的身體語言表達。當個「親切的人」，而不要當一個只會講道理的人。這是在所有人際關係上共通的道理。

迷思 10

罹患失智症就會喪失所有記憶

為何有這樣的迷思？

提到失智症，大家就會覺得這是「記憶的疾病」。失智症的主要症狀，的確就是「健忘」，是記憶的問題。絕大多數的失智症，也都是從「健忘」開始發病。

我診所內的「記憶門診」（為了失智症的早期發現、早期治療而於二〇〇八年開設）所製作的項目表「家屬何時開始懷疑父母可能罹患失智症」的表格中，最多人勾選的都是和記憶有關的項目。茲列出前三項如下：

・第一名　反覆敘述或詢問同一件事

・第二名　忘記約定的事
・第三名　忘記把東西放在哪、收在哪

而且，一開始都只是輕微的「健忘」，症狀到後來才逐漸惡化。

人類的記憶功能，其實種類非常多樣──比方說，包括「近期記憶」「預期性記憶」「工作記憶」等──但我們平常都一概視之。在確認失智症的記憶障礙時，重點是要看記憶的種類，可是大家在現實生活中往往會忽略，而把焦點放在「記憶障礙的程度」上。

而這種「記憶障礙的程度」，又傾向於藉由日常生活中的「衝擊」程度來判斷。比方說，當一個人出現的症狀是「把上週去泡溫泉的事忘得一乾二淨」，這時周圍的人就會感到無比驚訝。像這種驚訝度高的「健忘」，就容易被認為是病情嚴重──實際上，這類症狀也會發生在輕度的失智症患者身上。

相反的狀況也不少，也就是旁人若發現一個重度失智症患者，對幾十年前發生的事還記憶猶新時，大家就會驚訝不已。但如果對於記憶的機制和失智症記憶障礙的特性有所了解，這就不是什麼好大驚小怪的事了。誤以為「失智症患者會失去所有記憶」的人，當然會感到不可思議，因為他們覺得：「明明應該什麼都忘了，怎麼還記得以前的事？」

解開迷思！

事實上，阿茲海默症的記憶障礙，有其固定的法則和模式。「近期記憶」（指從幾分鐘前到一兩個月前的記憶）是阿茲海默症患者最容易喪失的記憶。若罹患的是阿茲海默症，這種喪失「近期記憶」的症狀，也會發生在初期的患者身上。他們會徹底忘卻前不久「看過、聽過，或體驗過的事」，比方說，完全記不得上週孫子的慶生會等等。

而「預期性記憶」則是關於不久後（不久的未來）的記憶，也就是關於自己的預定計畫的記憶。失智症患者對於這種「記住不久後的事」很不擅長。

比方說，早上醒來時，意識到今天上午沒事，但中午已和朋友約好要見面——記得今天、明天預定好的事，在我們的生活中是十分重要的。所以，今天預定好的事，就算不看行事曆，自己心裡也有個底。然而，若是患了失智症，這項能力就會開始衰退。因此，患者會開始頻頻發生「放朋友鴿子」的「事件」。

前述的「近期記憶」和「預期性記憶」正是罹患失智症後容易失去的記憶，但相反地，還有一些是即使罹患失智症，也不會輕易失去的記憶。茲將這類記憶列舉如下：

- 「工作記憶」——一種短期性記憶，目的在於將資訊暫時保存，以進行眼前的行為、工作。
- 「回憶」——雖然久遠，卻對自己造成深刻印象的記憶。
- 「程序記憶」——如何彈吉他、如何騎腳踏車等，用身體記住的記憶。

關於失智症不會輕易失去的記憶，將在下個段落中詳細說明。

理解是為了走更長遠的路

想要以適切的方式對待失智症患者，關於「記憶」的知識就顯得十分重要。以下是以時間為主，整理、分類出的各種記憶：

①預期性記憶（《小拳王》的記憶）**↑失智症患者不擅長的**

指跟自己的預期有關的記憶。說到記憶，大家應該會覺得是過去的產物。但人類的夢境、預期（對未來的通盤概念），其實也是記憶能力的產物。對未來的預期也和過去的記憶一樣，都是經腦功能運作才發生的。「自己來自何處，將去向何方？」——這兩者都和腦內系統息息相關。

預期性記憶不但規定了我們今天的行動，同時也擔起對未來願景的規劃。未來願景或許聽起來太嚴肅，但我們不就是一直在規劃著不久後的未來，才有可能實現自己的夢想和希望嗎？

如果沒有完成今天該做的事，就無法訂定自己一個月後的行動。沒有先預定好一個月後要做的事，就很難對一年後的願景設定正確的方向。正所謂「羅馬不是一天造成的」。《小拳王》中的矢吹丈為了打倒他的頭號勁敵，一起床就心想：「今天來練一百下交叉反擊拳吧！」這正是憶起今天的「預期」。

②工作記憶（「現在這個瞬間」的記憶）**↑失智症患者擅長的**

任何一種記憶都是為了做資訊的處理。而「現在這個瞬間」的資訊，就是由工作記憶來處理。因為此記憶的功能，就是為了進行「現在這個瞬間」的工作，所以才稱為「工作記憶」。

以下以具體實例來說明「工作記憶」。比如說，你出差時，把當晚車站走到飯店的路線背了下來……「出了南出口，過馬路後直直走，在第二個紅綠燈左轉」（這就是工作記憶）。這個工作記憶（＝路線）當然在你到達飯店前都必須維持住。然而，一旦抵達飯店，這個記憶也可以消失了，而大部分的時候我們也都會自然而然地忘卻。

人際關係上的應酬寒暄，也是由工作記憶所負責。

「你好，今天的天氣真好。」

「是啊，天氣開始回暖了。」

在這樣的寒暄對話中，我們會瞬間記住對方所說的話，並立刻對對方的話做出回應。這種隨處可見的應對或許看起來簡單，但少了工作記憶可就無法進行了。

大家之所以會說，光靠對話很難分辨對方是否罹患了失智症，就是因為即使失智症的病情已相當嚴重，患者還是能保有工作記憶。因此，他們可以臨機應變地和人正常對話。

有一個叫做「三個詞彙的記憶」的簡易測驗，可以測試出對方是否罹患了失智症。提問者對回答者說三個詞彙，例如「櫻花、貓咪、電車」，並請回答者背下來。如果提問和回答之間，間隔了一段時間，失智症患者就會無法作答；但若是提問後立刻回答，即使患有失智症，也能鸚鵡學舌地答出：「櫻花、貓咪、電車。」因為他們的工作記憶仍正常運作。

③近期記憶（透過「時間之篩」過濾出不久前「看過、聽過或經驗過的事」的記憶）**←失智症患者不擅長的**

工作記憶是「現在這個瞬間」的超短期記憶，相對地，「近期記憶」則是比「現在這個瞬間」還要久一點、經過一段時間後的最近的記憶。具體來說，就是事情發生經過五分鐘後的記憶。這是在海馬迴的運作下，「暫時存檔」在腦中的記憶。

現在請回想剛才的三個詞彙「櫻花、貓咪、電車」。要確認回答者的近期記憶是否有問題，就要詢問他們記不記得「櫻花、貓咪、電車」。先跟他們聊聊天，或詢問問題，確定經過五分鐘後，再提問道：「對了，你還記得剛才背的三個詞是哪三個嗎？」

沒有失智症的人（海馬迴功能沒有問題的人），大概都能回答出「櫻花、貓咪、電車」。但罹患失智症的人，就會變成「？？？」，一個也回答不出來。因為這三個詞沒有暫存在他們的海馬迴裡。

失智症患者不擅長的，就是這個近期記憶。因此一面望著窗外，一面聊天氣，他們不會出紕漏。但若是需要用到近期記憶的對話，比方說：

「關於之前提到的那件事……」

「昨天那個○○○節目，很有趣吧？」

面對這種對話，就會讓他們心生「？」而無法回答。

「近期記憶」就像字面上的意思，並不包含很久遠的事；「近期記憶」差不多是指幾天到幾週之間的記憶。來自體驗的記憶，會隨著時間而逐漸消失，這不只是失智症患者，是每個人身上都會發生的。「看過、聽過、體驗過」的事，會在海馬迴的運作下暫時存檔，但經過好幾天、好幾週之後，若該資訊的必要性低，被大腦判斷為不用記住的資訊，資訊就會從腦中消失（真的忘記）。

反之，多次反覆輸入（＝銘記）的資訊，或多次回憶起（＝重播）、印象深刻的資訊，就會從近期記憶升格成長期記憶。長期記憶就不是暫時存檔在海馬迴中，而是刻進大腦深處的半永久性記憶（下一點將詳細說明）。從腦中提取出長期記憶，我們稱之為「回想」。

如果人類不會忘記所學、所體驗的每件事，那可就不得了了，我們會被泛濫的資訊淹沒。此刻，將未來不必要的資訊拋諸腦後，並將更重要的新資訊存入——這樣重複地選擇取捨，進行資訊的整理，才能為我們人類架構起認知功能上的骨幹。

因此，一旦有資訊進入大腦，不會立刻烙印在腦中，而是先暫時存檔，再透過時間進行淘選。「近期記憶」是指：從幾分鐘前到一兩個月前所發生的事的記憶，也就是在海馬迴的作用下，暫時存檔在腦中的記憶。

④長期記憶（回想層級的記憶）↑失智症患者擅長的

「長期記憶」指的是：超越時空，深深刻印在腦中的記憶。與當事人是否意識到該記憶無關，這是大腦自行判斷為重要事項而忘不了的記憶。

要讓大腦判斷為重要事項，而在腦中刻印成長期記憶的事件，是有其特徵的。首先，一定是「很開心」或「非常恐怖」等讓心靈強烈撼動的體驗。「人生第一次的約會」「大地震、大海嘯」等強烈帶有喜怒哀樂或恐懼色彩的事件，一旦體驗之後，就會成為「一生無法忘懷的回憶」。因此，容易鞏固成長期記憶的記憶，通常都是和情緒、情感相關的「情節記憶」。

相對地，為應付考試而背下的歷史年代等，則屬於「語意記憶」。這類記憶不容易一直保存在腦內的記憶倉庫中。

有時，這一類「長期記憶」會成為照顧失智症患者的關鍵。因為，在患者的海馬迴功能降低前，若有勾起回憶的契機、若找到回憶的通行密碼，就能從烙印在失智症患者腦中的長期記憶裡，提取出形形色色的記憶。比方說，只要能提取出兒時的遠足回憶、青春時期的美好回憶，就能讓當事人憶起過去活力四射的自己，進而讓現在的自己更有朝氣。

⑤程序記憶（用身體記住的記憶）**↑失智症患者擅長的**

「程序記憶」是指用身體記住的記憶。這種記憶，和前面所介紹的「近期記憶」「長期記憶」性質完全不同，無法用語言、道理來說明。這種記憶的形成來自於和其他記憶完全不同位置的腦部運作。

具體而言，像是騎單車、編織毛衣時，就是使用「程序記憶」。無論騎單車或編毛衣，剛開始學習都很困難，而一旦身體記住（學會）後，就永遠是自己的了。

雖說是用身體記住，其實跟其他記憶一樣，還是由腦部所主導。只不過，與「近期記憶」密不可分的海馬迴這時不太會參與。和「程序記憶」有密切關係的部位是小腦，也就是位於後腦杓下側的腦。因此，就算罹患失智症，導致海馬迴功能下降，也不會影響到「程序記憶」。這一點在照顧陪伴時可有效利用。

人類會透過相同經驗的共享，或想法上的共鳴，來確認自己和他人之間的情感聯繫。我們在打照面時，之所以會噓寒問暖地說道「今天天氣真好耶」「今天早上還真冷呢」，就是為了共享活在當下的相同經驗。其他像「昨天的地震真可怕」「昨天的事件好恐怖」這類提及最近所發生的新聞，也是為了得到生活在同一個時代裡的共鳴。透過這樣的行為，能讓我們產生親密感。

和失智症患者的相處之道也是如此。但要和失智症患者產生共鳴，加深情感聯繫，還需要下「某種工夫」。

所謂的「某種工夫」，就是我們和失智症患者相處時，必須能夠分辨哪些是失智症患者會喪失的記憶功能，哪些是還保留下來的記憶功能。

比方說，「這道馬鈴薯燉肉的味道，真是我們家代代相傳的『祕傳美味』。」「每年的這個時候，到〇〇公園賞梅，聞花香，是我們家的例行活動呢。」藉由這樣的對話，就能讓罹患失智症的當事人和家人共享體驗，「切身感受」到當下和家人共同生活在一起，這是十分重要的一點。

迷思 11

罹患失智症後，連自己孩子的長相都會記不得

為何有這樣的迷思？

很多人擔心失智症患者會連自己孩子的長相都認不得。為何會產生這樣的迷思呢？很大一部分的原因，在於失智症的「教科書」都是以年輕型失智症為範本。

關於失智症的病程，在其教科書上一般都是這麼寫的：起初階段是無傷大雅的「健忘」。繼續退化就會變成連剛剛才「看過、聽過、體驗過的事」都忘得一乾二淨。再退化下去，就會失去所有記憶，變得什麼都不知道，連自己的孩子（包括長相及回憶）都會遺忘。

關於失智症病程的敘述，多數都是以「年輕型失智症」（在未滿六十五歲

前發病的失智症之總稱）為範本所寫成，但這是在所有失智症的病例中相當罕見的一群。

年輕型失智症不但退化迅速，而且因為在身體年輕健壯的時期罹患失智症，所以罹病期（處於罹患疾病狀態的期間）長，因此退化至重度狀態的危險性高。而大部分的人就是將這種年輕型失智症的情形，誤認成一般失智症。

解開迷思！

相信很多人都知道，失智症的種類很多，其中占絕大多數的就是阿茲海默症。阿茲海默症幾乎都在達到高齡（七十五～八十歲左右）後才會發病，而在這個年齡發病的患者中，病情退化至「認不得孩子」的人微乎其微。雖然最近發生的事容易忘記，但退化到連陳年往事、與至親者間的回憶或孩子的長相都忘記的人，可說是少之又少。

解釋起來很殘忍，但大多數的失智症患者，在退化到「認不得孩子」之前就已達「大限」了。他們在失智症未退化至那個程度前，就會壽終正寢。所以，不會在過世時「完全忘記孩子的事」。

所以即使罹患失智症，還是能維持「溫馨的親子關係」。因為失智症患者還是能保有自身的內心、性格和本性，也能保有人際間的情誼。尊重失智症患者的本性，貼近對方內心的珍貴回憶，並重視和他的「心有靈犀」（與失智症患者一起進行某件事時，將雙方微妙的狀態和心境調整至默契投合），這是照顧上的極致表現。以此來看，應能了解照顧失智症患者沒有特殊訣竅，因為「照顧的極致表現」和我們平時「維持良好人際關係的祕訣」，其實是同一件事。

理解是為了走更長遠的路

失智症照護的終極目標，就是將罹患失智症前的溫暖親情、人際關係繼續維持。即使患了失智症，仍能保有人與人之間的情誼。而且，適當的藥物療法經常能有效延遲失智症的惡化，而使感情維繫得更長久。

不過，失智症患者會因表達情感的能力衰退，而無法表現出心中的感激。這時就需要靠家人（照顧者）的力量，喚醒埋藏在失智症患者內心深處的情感。

迷思 12

阿茲海默症的病情逐漸惡化時，會出現妄想、遊蕩、暴力言行等症狀，是十分棘手的疾病

為何有這樣的迷思？

失智症症狀輕重的判斷，往往是由其家人或身邊的人的生理感受來決定。舉個常常在我診所中的「記憶門診」上演的例子來說明。

帶著自己母親來看診的家屬對我說道：「家母現在雖然出現了一些健忘的症狀，但還不會讓我們覺得很困擾。醫師，請您讓家母的失智症不要再惡化下去了。就算病情真的惡化，也請讓她不要出現遊蕩或哭鬧的情況。」

這也不是不能理解，站在家人的立場，我想我也會像這樣懇求主治醫生吧。就算有些健忘、不太認得路，家人尚不至於覺得太過困擾。只要有人照顧，就可以不必太費心於父母親的失智症，生活也能如常運作。但若出現妄

想、遊蕩或暴力言行等症狀，照顧者就必須承受身體和精神上的巨大壓力。

解開迷思！

要理解失智症，就必須先學會分辨哪些是「核心症狀」，哪些是「精神行為症狀（BPSD）」。「核心症狀」和「BPSD」是在截然不同的機制下產生的。而且，並非「核心症狀」就是輕度症狀，「BPSD」就是重度症狀。「核心症狀」和「BPSD」並不是依照「失智症的嚴重程度、退化程度」來做分類。

「核心症狀」是指失智症患者一定會發生，並且逐漸惡化的症狀，其症狀包括：

①**記憶障礙**——完全忘記剛剛才看過、聽過或經驗過的事，也就是近期的情節記憶障礙。

〈具體例子〉・相同的事重複說好幾次、重複問好幾次。

・把上週去泡過溫泉的事忘得一乾二淨。

②**執行能力障礙**——讓人能按部就班地完成工作的腦部功能衰退，而出現的障礙。

〈具體例子〉・做菜無法做得像過去一樣。

・無法做複雜的料理，或每天都煮咖哩，或做出來的菜走味。

③**視覺空間障礙**——無法正確掌握自己與周遭的位置關係。

〈具體例子〉・不擅長倒車入庫。

・無法流暢地使用開罐器。

「核心症狀」會隨著時間逐漸惡化，因為是失智症本質上的症狀，所以很遺憾地無法透過訓練得到改善。

「精神行為症狀（ＢＰＳＤ）」的概念則與「核心症狀」完全不同。這種症狀的出現與否，與患者所處的環境有關。「核心症狀」則是只要罹患失智症就一定會出現。

「ＢＰＳＤ」是失智症患者在生活不便的壓力下，所產生的間接性症狀。因此，醫學判定為輕度失智症的患者，也有可能出現許多「ＢＰＳＤ」；反之，完全不出現「ＢＰＳＤ」的重度患者也可能存在。

「BPSD」中最為人所知的症狀，就是「被偷妄想」。這種症狀經常可見於早期失智症患者。在自尊心強、不願意處處倚靠他人的初期失智症患者身上，常能看到「被偷妄想」的症狀。「BPSD」其實是失智症患者想要繼續做自己，而發出的內心吶喊。

理解是為了走更長遠的路

為何我們要學會分辨「核心症狀」和「BPSD」？這是因為面對這兩種症狀時，所需要的心理準備以及該有的態度，有著一百八十度的不同。

首先關於「核心症狀」，我們要先了解，無論再怎麼照顧，再怎麼使用藥物，都不可能使症狀得以改善（治癒）。所以，我們要做到的就只有接受「核心症狀」，並一面保全患者自尊，一面幫助患者解決症狀所帶來的問題。

而「BPSD」則可看作是，透過妥當的照顧就有可能治癒的症狀。面對「BPSD」的重點在於，是否能洞悉症狀背後的成因。症狀的好轉或惡化取決於身邊的人所採取的應對方式，這就是BPSD。

迷思 13

失智症不只是讓人癡呆，還是「致命的疾病」

為何有這樣的迷思？

「迷思11」中說明過，一般人對失智症抱有以下印象——失智症是從「健忘」開始，隨著病況惡化會逐漸連自身大小事都無法自理。慢慢地，連家人也不認得，連自己是誰也不知道，最後臥床不起乃至死亡。

從這段文字來理解，失智症似乎是一種「致命的疾病」。庫賈氏病等形成失智症的罕見疾病中，確實存在著某些致命疾病。也許正因為這些疾病，所以讓大家產生「所有失智症都會致命」的迷思。

解開迷思！

一般來說，發生在高齡者身上的阿茲海默症，並不會造成直接死亡。診斷出失智症，絕非代表「宣告死亡」。死亡診斷書的死因欄中，被寫上是死於失智症的人也相當罕見。

理解是為了走更長遠的路

人在活著時，往往會刻意不去面對自己的衰老與死亡。然而，也有些人選擇正視衰老與死亡，並且時時刻刻感謝著讓自己活著的那股「偉大力量」。這群人我們稱之為信仰虔誠者。

被迫面對失智症的殘酷「事態」時，會讓不願面對衰老與死亡的現代人，不得不去思考「何謂生命？何謂衰老？何謂死亡？」

失智症或許可以想成是「在得到生命，迎接衰老，準備死亡的這段期間中，時間緩慢流逝的一種狀態」——每天面對著失智症患者的我，漸漸有了這樣的想法。

失智症儼然已成為現代人在「生、老、病、死」的過程中，無法擺脫的環節。

第3章

對失智症醫療的迷思

迷思 14

懷疑父母親罹患失智症時，就應該儘快到「記憶門診」接受診療

為何有這樣的迷思？

「失智症的早期發現、早期治療極為重要。然而，失智症病因多樣，聽說若非專科醫師很難鑑別診斷（分析失智症的病因）得出來。所以，既然都要帶長輩去醫院，不如就到當地的基幹醫院（譯註：日本特有的醫院分類）中的失智症記憶特別門診（記憶門診）去看診。」有很多家屬抱有這樣的想法，但這只是一種迷思。（基幹醫院為當病患不知道該看哪一科時，會有醫生負責介紹的醫院。換個說法就是，在這類醫院中進行初診時，有專門的醫生替病患看診，並介紹該去哪一個專科。）

解開迷思！

不用去當地的基幹醫院，如果你有「家庭醫生」（在你最常去的醫院中常替你看診的醫生），就請先去找那位醫生看診。跟你的「家庭醫生」討論關於失智症的煩惱，醫生就會告訴你接下來該怎麼做比較好。

如果你的「家庭醫生」認為這位患者有必要接受失智症專科醫師的診斷，他應該也會為你寫介紹函給當地最適合的失智症專科醫師。

與其一開始就找失智症專科醫師看診，由自己說明病情，還不如帶著「家庭醫生」所寫的介紹函去找專科醫師，較有可能正確地傳達病情和需求。還能先接受專科醫師的診斷及治療，等症狀、狀態都穩定之後，再回來讓「家庭醫生」追蹤後續情況。

雖說醫療界已有一定程度的公開，但仍有其封閉之處。一般人想要透過網路搜尋瀏覽醫院、診所的網站，獨力找出適切的「記憶門診」，其實是相當困難的。

而且，日本目前的失智症專科醫師人數仍極其稀少，就算你真的找到好的「記憶門診」，往往診療時間都得排到二至三個月以後。

千里迢迢地前往離家甚遠的大醫院，等待漫長的叫號，才能得到失智症專科醫師短暫的診察，此時的感受往往會是「有這個價值嗎？」反之，若先和家庭醫生詳談，再去找當地醫師之間風評較好的失智症專科醫師看診，則是一種效率極佳的做法。

這時的重點自然是「全家人要先擁有一個好的『家庭醫生』」。

理解是為了走更長遠的路

如果您與家人沒有「家庭醫生」，我誠心建議可以趁此機會，尋找一個好的「家庭醫生」。關於如何尋找好的「家庭醫生」，首先得靠口耳相傳。詢問鄰居、住在同區域的友人，他們的「家庭醫生」是否會親切地看診並做出正確診斷，據此找出適合的人選。找到之後，就可以等健康檢查或感冒時，實際前往看診，以便觀察。

● 尋找「家庭醫生」的評量項目

下列項目勾選愈多項者，愈適合做為往後「家庭醫生」的候補人選。可以多看診幾次之後，再做出最終決定。

□願意傾聽。
□說明時，不使用專業用語或英文，所以十分清楚易懂。
□個性合得來。
□可以聊一般話題或閒話家常。
□曾有高度先進醫療經驗的三十五至五十五歲的開業醫師。
□對於所開的藥方，能淺白地說明。
□用藥量少。
□表情豐富笑容多。
□很有邏輯。
□對長期照護保險也很了解（不只能治療，還能給予生活上的相關意見）。
□人脈廣（和大醫院間有順暢的溝通管道）。

迷思 15

只要是「記憶門診」，在哪家醫院看都沒差

為何有這樣的迷思？

「記憶門診」在日本愈來愈普遍。失智症專科醫師的人數也逐漸增加。我以失智症專科醫師的身分開設「記憶門診」至今已超過十年以上。還曾有人問我：「『記憶門診』到底是什麼？不會是記性不好時來看的門診吧？是記性不好搞丟東西時來看診，醫生就會幫忙找的意思嗎？」

然而，若是標榜「失智症門診」，就會因為平時對失智症的迷思和偏見，而使患者及家屬望之卻步。取名「記憶門診」，就是希望讓有失智症困擾的當事人及家屬可以沒有心理負擔地來看診，只不過，也是經過了好一段時間，才讓大眾逐漸習慣「記憶門診」這個稱呼。

如今「記憶門診」愈來愈為大眾所知，門診的名稱與概念知名度大開，因此這項創舉可說是大獲成功。我的「記憶門診」也因前來看診的民眾而變得門庭若市。

這項成功在「失智症業界」宣傳開來，隨後全國各地開設「記憶門診」的醫院如雨後春筍般快速增加，至今仍在增長中。

名義上，各家醫院的「記憶門診」所抱持的理念都是「由失智症的專科醫師常駐，並一手包辦失智症的相關診療」。這麼說來，只要前往有失智症專科醫師的「記憶門診」，無論在哪家醫院都能得到相同的醫療服務嗎？

解開迷思！

在詳細介紹「記憶門診」之前，我想先說明記憶門診、醫院診所和失智症專科醫師三者間的關係。因為，日本仍有些縣內，還沒有任何醫院診所開設「記憶門診」；換言之，住在那些地區的民眾，就算想帶疑似失智的長輩去看「記憶門診」，也會因縣內無處可看而不知如何是好。

能為疑似失智的人進行診察的，當然是失智症專科醫師，而失智症專科醫師所隸屬的科別，會依各間醫院診所而有所不同。從日本全國來看，最多的似乎是「神經內科」，其他還有「精神科」「腦神經外科」「老年醫學科」等。當你居住的區域沒有任何醫院診所開設「記憶門診」時，可至以上所寫的各科看診。

而開設「記憶門診」的醫院或診所中，失智症專科醫師隸屬的科別通常是「腦神經外科（等類似的專門科別）記憶門診」，或單純稱作「記憶門診」。

接下來，就要對「記憶門診」做更詳細的說明了。前面提過「記憶門診」是設在醫院或診所中，但各家醫院或診所設置的「記憶門診」，功能可能完全不同。「記憶門診」會因其醫院診所不同，而有著極大差別。而且，A醫院的「記憶門診」醫師和B醫院的「記憶門診」醫師，在各方面上也都可能大不相同。這些差異其實是來自於日本現行的失智症專科醫師之制度。

日本失智症專科醫師之制度，就像一個「兩層建築」的結構。一樓是成為失智症專科醫師需要學習的基礎課程，二樓則是失智症專科。一樓的基礎課程中，在專攻失智症前，還有基本診療科的研修，研修者在腦神經外科、精神科、神經內科三者中，必須取得其中一科的專科醫師資格，接著才有權利繼續向失智症專科醫師的執照挑戰。從以上制度大家應能看出，失智症專科醫師的原本所學，有可能是腦神經外科，有可能是精神科，也有可能是神經內科。因此，「記憶門診」中，醫師的診療風格常是天差地別。

在此，進一步說明「記憶門診」的各科（腦神經外科、神經內科、精神科）在診療上各自所擅長的領域。腦神經外科或神經內科的「記憶門診」，擅長於失智症的鑑別診斷（對於是否罹患失智症、病因為何、病情輕重度等，進行鑑別判斷的診察）以及早期診斷和早期治療。尤其，這些專科的醫師擅長於使用MRI（核磁共振造影）等儀器，進行的影像上的診斷。而且，肇因於自發性常壓水腦症（iNPH）和慢性硬腦膜下血腫的失智症，是屬於可以「透過手術治癒的失智症」（treatable dementia），這類疾病主要就必須接受腦神經外科的診斷和治療。

相對地，精神科的「記憶門診」則擅長於利用藥物治療，處理失智症引起的「精神行為症狀（BPSD）」——其精神症狀為妄想、幻覺、憂鬱、不安等，行為症狀為遊蕩、暴力言行、怪聲、異食。BPSD嚴重到難以留在家中或養護機構中照顧的患者，而必須住院時，在院的治療就是由精神科的「記憶門診」的醫師們負責。

透過以上說明應該可以知道，疑似罹患失智症的本人和家屬，應根據各自的不同需求來選擇合適的「記憶門診」。比方說，以下的幾個例子就是各有其適合的「記憶門診」：

- 目前還沒有這方面的疑慮，但想透過MRI等的造影儀器做腦部健康檢查。
- 想確認自己或家人的「健忘」究竟是不是失智症初期的症狀。
- 不只想診斷失智症，還想知道如何才能妥善照顧。
- 希望改善患者的BPSD。

理解是為了走更長遠的路

較有效的方式是，先透過醫院診所的網站或其他資訊，了解該「記憶門診」的主治醫師是專攻哪一科（腦神經外科、神經內科、精神科），擅長哪些診療內容，以及診療風格為何等等。

然而，符合自己的需求及理想的「記憶門診」，通常不會在最短距離就能抵達的醫院或診所。因此，想求助失智症相關問題時，不必一開始就前往「記憶門診」，先向值得信賴的「家庭醫生」詢問，才是上策。

迷思16

出現令人擔心的「健忘」時，只要去看失智症專科醫師，就能馬上判斷出是否為早期失智症

為何有這樣的迷思？

某日，我在NHK的失智症特別節目上，聽到以下說明：

「M先生今年七十二歲。當他剛過七十歲時，本人和身旁的家人都開始對他的『健忘』感到不對勁。『健忘』已對M先生造成巨大的精神壓力，讓他身體不適，頭腦愈來愈混沌，狀況相當不佳，因此他前去某精神科看診。診斷結果為『憂鬱症』。

其後，便開始服用抗憂鬱劑。但M先生的『健忘』不但沒有減輕，還持續惡化。他害怕這樣下去會對生活造成極大障礙，只好努力去找其他專科醫師診斷。後來的這家醫院才診斷出M先生罹患失智症。失智症的早期發現、早

期治療十分重要，但他卻遲了兩年才診斷出失智症。」

解開迷思！

看了這樣的節目，任誰都會覺得：「一開始去看的那個精神科醫生是在搞什麼！根本就是誤診！」但在醫療現場，要診斷出初期的失智症，有時是十分困難的。因為失智症和憂鬱症表現出的症狀會因人而異。尤其在失智症初期，病患表現出的症狀是來自失智症、是伴隨年齡的老化、是個性所致，還是來自憂鬱症——這些光靠一兩次的診察，根本無法做出嚴密的判斷。這時，醫學上比較妥當的做法，就是隨著時間的經過，追蹤症狀的變化。

資深的失智症專科醫師川畑信也曾說過，初期失智症很難診斷。他在其著述中寫道：「二〇〇八年一整年間，共有四百二十二位新患者來『記憶門診』接受我的診斷。其中有二十六人（百分之六點二）難以判斷出是否為失智症。」

不過，還有一種情況和本篇一開始介紹的NHK例子相反：患者被診斷為失智症後，開始服用抗失智症藥物，並追蹤後續情形，但症狀不但沒有惡化，反而連「健忘」也痊癒了。最後，從病情的發展來看，不得不將診斷修正為「並沒有得到失智症」。但相較之下，這樣的誤診比較令人欣慰吧。

理解是為了走更長遠的路

日本有句諺語「後醫者為名醫」，原意是指「如果同一個患者去看了好幾家醫院，那麼愈後面看診的醫師，愈容易做出正確的判斷。」而現在從更精確的角度看來，這句諺語同時也指出了「在疾病萌芽期進行診察的醫師，和在疾病惡化後進行診察的醫師，相較之下後者做出正確診斷的機率較高。」

無論是什麼疾病，發病之初的病徵還不完全，因此缺乏診斷的依據。除了根據每個當下的情況給予最好的因應與處方，同時更要慎重地追蹤後續的情況，才是面對疾病時應有的態度。

失智症的其中一項定義是「隨著時間推演，『健忘』等症狀會愈加惡化。」換言之，我必須遺憾地告訴大家，症狀逐漸惡化是診斷出失智症的一項指標。因此，持續追蹤過程有時是最佳的診斷方式。

迷思 17

失智症和憂鬱症是完全不同的疾病

為何有這樣的迷思？

失智症和憂鬱症原本就是完全不同的疾病，無論在用藥或其他層面，都有著完全不同的處理方式。因此兩者必須明確區分，不能混為一談。茲將兩者區分上的重點列表如下：

高齡者的失智症與憂鬱症的鑑別

・失智症	・憂鬱症
漸進性的病程	發病時間可以推測，屬於急性疾病

隱藏病識感（掩飾性的言行）	有病識感（到處看醫生）
情節記憶障礙	不穩定的記憶障礙（記憶力、專注力、注意力的低下）
視覺空間感有障礙	視覺空間感正常
逐漸惡化	抗憂鬱劑能產生效果

然而，從憂鬱症轉成失智症的例子也很常見，後面會進一步說明。因此，若死板地將憂鬱症和失智症看作兩個完全不同的疾病，就可能造成誤判。

解開迷思！

某種類型的高齡者憂鬱症，其出現的症狀和失智症症狀極為相似，往往難以判斷。這種憂鬱症又被稱為「憂鬱症引發的假性失智症」。

憂鬱症引發的假性失智症，會出現「失憶」「精神恍惚」等症狀，看起來和失智症十分類似。另外，患者在失智症的認知功能測驗中，會顯示記憶功能和注意力功能低落，這點也很難與失智症明確區分。所以需要針對每個當下做出最佳治療，同時追蹤後續的發展。

還有一種情況是，起初明顯罹患了憂鬱症，但幾年之後，逐漸轉變成失智症。再者，過去曾有憂鬱症病史的患者，老後罹患失智症的風險也很高。

除了從憂鬱症轉為失智症，還有一種相反的例子——因為罹患失智症而併發憂鬱症；尤其以路易氏體失智症患者最容易發生。所以失智症和憂鬱症的關係，有點類似「先有雞還是先有蛋」的問題。

理解是為了走更長遠的路

出現失智症的相關症狀時，一定要一面定期接受診療，一面慎重地追蹤後續發展。難以分辨究竟是憂鬱症還是失智症時，應優先治療憂鬱症，利用SSRI等藥物（抗憂鬱劑），減輕患者的痛苦。等到藥效發揮，患者的症狀得以紓解而狀態穩定後，就暫時沒問題了。但接下來還是有可能轉變成失智症，因此必須小心謹慎地觀察後續情況。

迷思 18

MCI是輕度的失智症

為何有這樣的迷思？

二〇一二年發表的「朝田報告（日本厚生勞動省研究小組）」中指出：「日本失智症達四百六十二萬人，包含MCI則達到八百萬人」。最近，許多日本的電視醫療節目，也開始模仿報告書中使用的「MCI」這個英文縮寫。根據厚生勞動省研究小組的調查顯示，日本MCI的人數已超過三百萬人。而這個MCI究竟是什麼？

MCI是英文 Mild Cognitive Impairment 的縮寫，中文稱作「輕度知能障礙」，若不詳加注意，恐怕會誤以為「MCI就是輕度的失智症」。

解開迷思！

MCI並非輕度的失智症。在MCI的定義裡，其中一項就是「MCI並非失智症」。

MCI是一種「失智症高危險群」的概念，由美國神經科醫師彼得森（R. Peterson）所提倡宣導。失智症高危險群是指：未來罹患失智症機率較高的族群；一般來說，正常情況下，一年內罹患失智症的機率是百分之二至三，而失智症高危險群則高達百分之十五。

MCI的定義：①雖然有病態的「健忘」、記憶障礙，但對生活不會造成影響，處於「非失智症」的狀態；②自己或身旁的人都看得出有病態的「健忘」，處於「正常老化和失智症之間過渡階段」的狀態。

失智症並非某天突然發作，而是經長時間潛伏、醞釀而造成的疾病。以八十歲罹患阿茲海默症的人為例，造成阿茲海默症的類澱粉蛋白，從當事人還是四、五十歲的幾十年前，就已開累積。大約七十五歲開始，就會因類澱粉蛋白已累積到相當程度，而出現明顯的「健忘」症狀。

但在這個過渡階段裡，當事人的所有認知功能都還能正常運作，所以不會對生活產生太大影響——這個狀態就是所謂的MCI。處於MCI狀態，雖然會頻頻「健忘」，但只要靠著一些生活智慧，像是將容易遺忘的事物抄在記事本上，就不會產生問題，也就是說，此狀態介於快要得到失智症又沒有失智症之間。

如何發現MCI

篩檢失智症的簡易型量表（比方說長谷川量表）無法篩檢出MCI。為了早期發現MCI，我們必須先認識日常生活中的「健忘」有哪些模式。請利用下文的比較表，檢查健忘的狀態。

當你或家人疑似有MCI時，請儘早與家庭醫生討論。倘若你的家庭醫生對於MCI是什麼還不太清楚，為保險起見，還是另外接受失智症專科醫師的診察較為妥當。

・有MCI疑慮的「健忘」	・不必擔心的「健忘」
忘掉自己體驗過的事。	忘記人名、常識、知識等一般性的事物。
將體驗過的整件事完全忘記。	忘記體驗過的事的一部分。

忘記昨天去過餐廳。	忘記昨天餐廳中一部分的菜色。
別人也覺得自己不太對勁。會忘記重要的事或和他人的約定。	別人不會放在心上的程度。
逐漸惡化。	不會有太大改變。

理解是為了走更長遠的路

MCI的概念，是有鑑於無論自己或旁人，都有必要早日察覺是否為失智症，而定義出來的。只要早期發現失智症後，以妥善的方式處理，用正確的方式介入與照顧，就很有可能擁有好的「生活品質」。

隨著失智症病情的發展，患者的定向感、病識感，以及客觀看待自己的能力（後設認知能力）都會逐漸衰退。但若尚處於MCI狀態，就能客觀看待自己的記憶障礙，並產生奮勇抵禦疾病的心理，進而建立起積極預防失智症的心態。

若察覺到自己有MCI時，不要一味感到恐懼，要讓MCI變成預防失智症的動機，積極落實健康的生活習慣。

向醫師詢問該如何保持運動、興趣與三餐均衡，並視情況提早服用失智症藥物。有了正確的預防態度，就很有可能因察覺MCI反而讓自己過得更充實，就算稱不上「轉禍為福」，至少也算是能「一病消災」。

MCI雖然是失智症高危險群，但不表示絕對會罹患失智症。MCI也並非失智症的輕度狀態。事實上，在此狀態中仍有很大的機會可以避開失智。在由我所開設的「記憶門診」中，有很多人維持了十年以上的MCI狀態，一直過著健康的生活，未曾罹患失智症。

迷思 19

路易氏體失智症的幻視是「精神行為症狀（BPSD）」

為何有這樣的迷思？

路易氏體失智症有時會出現逼真的幻視。幻視之類的症狀，從旁人來看顯得脫離常軌，容易被誤認為「精神行為症狀（BPSD）」。像是「有河童來我們家的院子裡玩」之類令人難以置信的幻視症狀，常被當作「精神行為症狀」看待。

解開迷思！

路易氏體失智症的逼真幻視是一種核心症狀，不應該視作「精神行為症狀」。路易氏體失智症會因異常的路易氏體沉積，而造成腦部視覺功能低落，這是一種的本質性問題，也是引發幻視的原因。此症狀並非患者的不安與壓力所造成的「幻象」。

反之，有時阿茲海默症患者則會因內心莫名的不安而產生「幻覺」，這時就是一種「精神行為症狀」。例如，當患者說：「一到黃昏就有一群壞人到我們家外面。」這時就很有可能是當事人自己的不安所造成的幻覺。這種情況下，就必須進行妥善的心理照顧，給予當事人足夠的安全感。

理解是為了走更長遠的路

出現路易氏體失智症的幻視症狀時，當事人需要的照料和一般的心理照顧不太一樣，以下為大家介紹一個有效的因應方式，當失智症患者因為「逼真的幻視」而陷入「恐懼」「害怕」的狀態時，不妨加以嘗試。

首先，讓當事人了解這種幻視不是因為精神錯亂，而是腦部視覺功能異常所產生的現象。具體的做法則是，讓患者用手電筒去照或用手去觸摸他的幻視，讓患者實際體驗到：透過這類對五官的真實刺激，可以讓「幻象」自行消失。

只要當事人了解這不是「精神錯亂」，就算之後再出現「幻視」，他們多半也能平心靜氣以對。此外，也有可以改善幻視的藥物療法。幻視困擾太過嚴重時，請進一步與醫師討論。

迷思20

乙型類澱粉蛋白就是阿茲海默症的根本成因

為何有這樣的迷思？

一九〇六年，阿茲海默博士在德國的學會中，發表了人類史上首度公諸於世的阿茲海默症病例。患者是名為歐葛斯特・黛特（Auguste Deter）的女士。在黛特生前，她腦中「看過、聽過、經驗過的記憶」逐漸喪失，慢慢地，既無法在家做菜，出門也會迷路。

為黛特看診的阿茲海默博士感到不解，因為他從未見過像這樣的「失智症」！在當時，醫界認為失智症的原因大多都來自梅毒；而黛特的失智症與過去的失智症似乎不太一樣，令博士不禁心生疑惑。

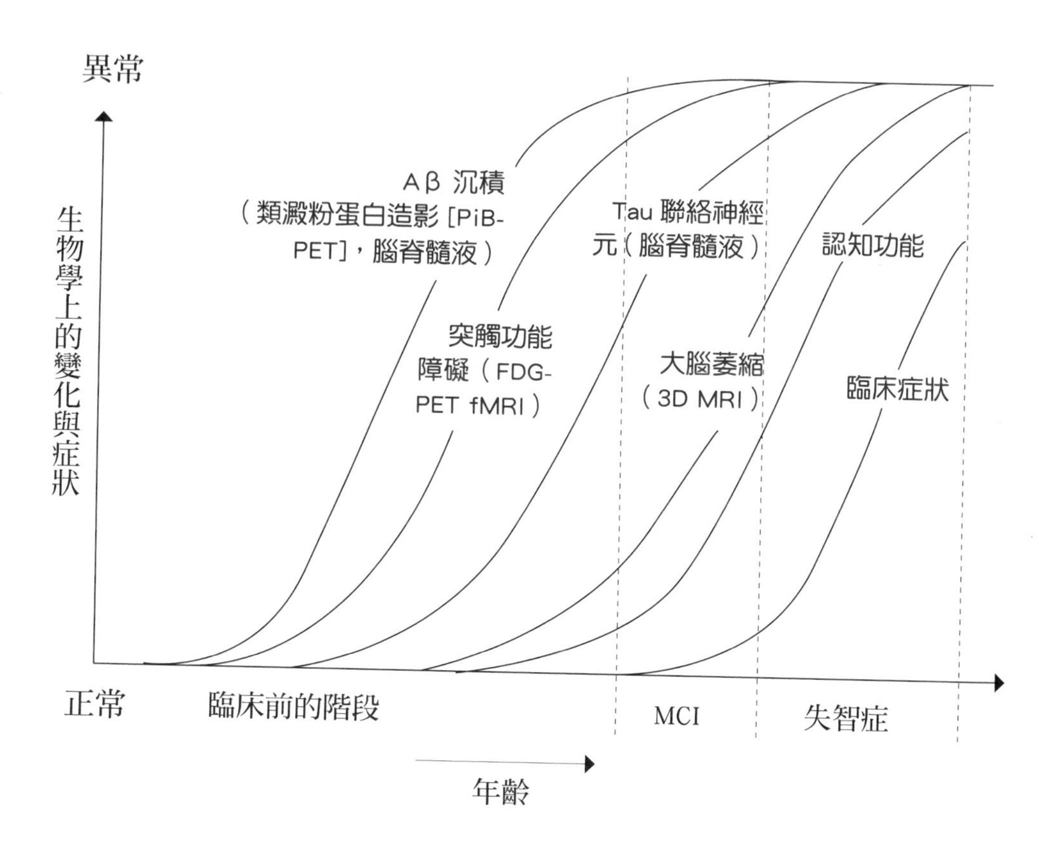

阿茲海默症發病概念圖

（NIA/AA 新診斷標準）

黛特過世後，阿茲海默博士解剖其大腦，發現過去從未見過的褐色斑塊蔓延了整個大腦。因此，他判斷這個褐色斑塊就是引起失智症的原因。

直至一百多年後的今日，我們依舊相信，這種褐色斑塊在腦部沉積，會使神經元受損，進而引發失智症，而這種失智症就稱為「阿茲海默症」。

這種褐色斑塊就是一種稱為乙型類澱粉蛋白（Amyloid β，Aβ）的物質。上頁的圖表「阿茲海默症發病概念圖」，是依據類澱粉蛋白假說製作而成，由世界權威級的阿茲海默症醫學會 NIA/AA 公布。

根據此圖來看，八十歲發病的失智症患者，從發病前三十年以上，也就是四十多歲時，乙型類澱粉蛋白就已開始慢慢沉積。人在二、三十多歲的年輕時期，腦部清掃能力還很活躍，所以幾乎不會有乙型類澱粉蛋白堆積。但從四十多歲開始，腦部的輕掃能力會逐漸衰弱。因此乙型類澱粉蛋白便一點一點地開始累積。

累積少許的乙型類澱粉蛋白是無害的；然而，過了七十歲，乙型類澱粉蛋白累積到相當的量時，就會相互聚合，不斷擴大勢力。當乙型類澱粉蛋白變強大後，會對神經元產生毒性；接著，第一個受害者就是與記憶力關係密切的海馬迴周邊神經元，因而變得愈來愈「健忘」。症狀持續惡化，最後導致失智症病發。從以上說明來看，任誰都會覺得阿茲海默症的成因就等於乙型類澱粉蛋白吧。

解開迷思！

但近來發現，大腦累積了大量類澱粉蛋白卻沒有罹患失智症的例子也不在少數。換言之，對阿茲海默症來說，類澱粉蛋白沉積是必要條件，但不是絕對條件。

沒有類澱粉蛋白沉積的失智症就不能稱之為阿茲海默症，但就算有類澱粉蛋白沉積，未必表示這個人一定會罹患失智症。關於阿茲海默症的研究，已不再是過去「類澱粉蛋白就是一切」的時代，現代研究探索的是：類澱粉蛋白與阿茲海默症之間的某種存在（beyond amyloid）。

關於阿茲海默症的新藥開發，過去主流是以類澱粉蛋白為標的，比如說溶解類澱粉蛋白或阻止類澱粉蛋白沉積，但這些藥物總是難見成效。據說，在類澱粉蛋白沉積後罹患失智症的患者，發病後就算能將類澱粉蛋白去除，或阻止新的沉積形成，也難以阻止失智症的持續退化，這樣的結果令人感到非常遺憾。

當時，以類澱粉蛋白為標的的新藥問世時，曾讓社會大眾相當期待。因為它有別於過去的藥物——愛憶欣（Aricept）等，一直被批評為治標不治本的藥物——新藥是以治本為目標。結果，臨床上卻不見療效；別說是治好失智症了，連抑制發展都辦不到。

理解是為了走更長遠的路

未來當然也會繼續根據新的假說，開發新的藥物，但就現實上來說，要在近期開發出療效遠超過目前藥物的夢幻新藥，機率很低。

雖說如此，也不必感到絕望。中國古代的秦始皇曾不斷尋找長生不老的仙丹，像這種不切實際的行徑，絕不能重蹈覆轍。我們必須善用目前手上握有的方法，以面對不久的將來，這是我們唯一能做的。別浪費時間唉聲嘆氣，眼前刻不容緩的，就是加強對自己失智症的理解，並學習應對之道。

迷思21

繪製出乙型類澱粉蛋白的沉積，或照出腦部循環代謝影像的PET或SPECT，是可以診斷出失智症的確切（科學性高的）方式

為何有這樣的迷思？

類澱粉蛋白（請參考上一篇）被認為是阿茲海默症的成因，因此民眾傾向認為，利用高科技先進醫療儀器，像以類澱粉蛋白為目標物的「類澱粉蛋白的PET影像」或檢測腦部功能的「FDG-PET（葡萄糖體內代謝影像）」「SPECT（腦部血流影像）」等，可以較快做出精密的失智症診斷。日本人具有過度相信「高科技先進儀器」的傾向。

解開迷思！

光靠PET、SPECT等儀器，是無法正確診斷出失智症的。在「記憶門診」中，SPECT和PET說穿了只是輔助診斷的方式，檢查結果僅是其中一項參考資料。想要提高失智症診斷的精準度，還是要靠人的力量，不能只靠機器。如果用SPECT或PET的結果當作唯一的判斷工具，很可能造成嚴重的誤診。

在日本，類澱粉蛋白PET等檢查方式預期將有機會納入醫療保險，但一次的費用高達十萬日圓左右（自費加保險）。如果對所有失智症患者（加上MCI就高達八百萬人了！）進行這種檢測，恐怕光是失智症就會對國民造成近乎破產的龐大的醫療費開支。（編按：台灣健保及醫療保險項目中，目前尚未包含阿茲海默症PET等檢查）

理解是為了走更長遠的路

PET或SPECT並非沒有用處。部分難以判斷的個案，只要藉助這些儀器，就有可能有效地做出診斷。我們有必要建立起正確觀念，拋開「亂槍打鳥，不中也難」的想法，讓失智症專科醫師評判何時該用，何時不該用，這才是真正有效的利用方式。

迷思22

血管性失智症是多次的腦中風反覆發作下，逐漸發展成的失智症

為何有這樣的迷思？

過去有很長的一段時間，我們以為血管性失智症可以和阿茲海默症並列為失智症的兩大成因。教科書中也清楚記載著：「認知功能會隨著每次腦中風的發生，呈階梯狀（像下樓梯一小步一小步地慢慢向下）惡化，不斷反覆之下就有可能罹患失智症。」這是由學者哈金斯基（Vladimir Hachinski）提出的概念；當時他是醫學界的泰斗，此概念自然對後世造成極大的影響。

解開迷思！

血管性失智症的變化種類繁多。這是因為腦部會隨著部位不同，而有各種功能。腦的每個部位都有其特定功用，因此，會依血管栓塞等問題發生的部位，而產生不同的症狀；導致失智症發生的原因，是來自多樣化的不同過程。

比方說，視丘和語言區在認知功能上，位於戰略性的重要地位，若這兩處不幸發病，就會讓人頓時陷入失智症的狀態。只要位置不對，再小的腦血管栓塞，都能讓人一夜間陷入癡呆。

反之，過去所主張的「因反覆發生腦血管栓塞而慢慢造成失智症」這一型的血管性失智症，反而占少數。

最近，因為MRI（核磁共振造影）技術的進步，即使不到一公釐的微小栓塞都能發現。從過程來看，如果腦血管栓塞的反覆發生和失智症的惡化同時進行，不免會覺得失智症的惡化是腦血管栓塞所導致。但這類失智症的真正病因，其實是阿茲海默症。MRI所發現的微小栓塞只是假象，真正的兇手是阿茲海默症的病理變化。緩慢形成的血管性失智症，在總失智症人口中占極少數。

理解是為了走更長遠的路

即使如此，腦中風仍是失智症的一大危險因子。若說真兇是阿茲海默症，那腦中風就是其共犯。據信，有腦血管栓塞的人得到阿茲海默症的機率，是一般人的兩倍以上。

腦血管栓塞會讓我們的「認知儲備力（預防得到失智症的儲備能力）」降低。認知儲備力一降低，我們的腦就容易成為阿茲海默症和路易氏體失智症的侵蝕對象。因此，預防腦血管栓塞就是預防失智症。

第4章

照顧方式上的迷思

迷思 23

對失智症患者說話時，為了讓他們聽懂，必須使用對待小孩的口吻

為何有這樣的迷思？

無論是任何疾病，其中又以失智症為甚，照顧者應該站在患者的立場，將心比心。失智症患者受到記憶障礙或失語症等症狀的影響，也衍生言語理解的問題。所以，失智症患者較不易了解交錯複雜的談話，或起承轉合模糊、拖得太長的話題。

基於這樣的因素，似乎會有人覺得對待失智症患者的方式，要跟對待牙牙學語的幼兒一樣。也因此，常聽到照顧者面對患者時，會用童稚口音和疊字說話，像是「要吃飯飯囉」「哇，好棒棒喔」等等。

解開迷思！

絕對不能以對待幼兒的方式對待失智症患者。有這類行為的人，應該立即導正。用童稚口音和疊字說話是非常離譜的錯誤。而當失智症患者不是自己的親人時，裝熟的態度或用平輩式的口氣說話也是大忌，這些都會傷及患者的自尊心。任何人被比自己年輕的小夥子瞧不起時，一定都會感到憤怒；而患者的這種憤怒則會轉為「對照顧者的抗拒」「暴力言行」等的「精神行為症狀（BPSD）」。

過去，在謹守敬重長者傳統的沖繩等地，據說失智症引發的BPSD極為罕見。如今的沖繩，由於社會結構改變，敬重長者的傳統式微，所以失智症的問題也愈趨嚴重。

自一九九〇年的三年間，我曾在沖繩縣立那霸醫院擔任腦神經外科醫生。當時沖繩腦中風的病例急增，我受到沖繩縣方的邀請前往就職。三年的居留期間，我學到很多，其中之一，就是前述敬重長者的傳統文化。

此傳統文化也反映在沖繩獨特的語體上，年輕人對年長者或上位者說話時，會使用一套專門的語體，語言本身即帶有敬意。所以年輕人對高齡者說話的同時，就是在表現對上位者的尊敬。對長者的敬重，也會在日常會話中自然流露。年長者可藉此確認自己的立場與地位，滿足自尊心，進而得到心靈的平和。

理解是為了走更長遠的路

在與失智症患者的應對進退上，使用簡潔易懂的詞彙固然重要，但更重要的是，要透過適當的詞彙表達出對長輩的最大敬意。

迷思 24

為了讓失智症患者能自行按時吃藥，可將當日藥包貼在月曆上當提醒

為何有這樣的迷思？

我經常遇到患者家屬因患者忘了按時服藥而感到困擾。據說，他們常常要在仔細查看後，才發現竟還有一堆藥未服用。

為此，家屬為了讓患者得以自行按時服藥，可是耗費了心思，例如將當日的藥包貼在月曆上，或是在藥包外用麥克筆標示日期。

解開迷思！

月曆提醒法或麥克筆標示法，對於上了年紀的普通「健忘」的確有效，但對於失智症患者卻不盡然。因為失智症患者不僅「健忘」，連時間概念都會喪失。

忘記吃藥還好，最怕是一不小心服用過量（例如吃掉了明日份的藥物），過比不及要來得令人憂心。當然，不只是失智症的藥物，高血壓或糖尿病等的藥物也是如此，誤服過量十分危險。

近來，急診室常出現昏迷的高齡患者，他們既不是腦中風，也不是心臟病發作，而是因為過量服用高血壓、糖尿病或安眠藥等藥物。現在服用過量的例子愈來愈多；事實上，這些患者也多半潛在著失智症的記憶障礙問題。

理解是為了走更長遠的路

失智症的症狀時時刻刻在變化，長久以來採用的方法即使可以解決過去發生的問題，但沿用至今日卻可能引發危機。在藥物服用與藥物管理上，家屬應每回親自確認患者是否服藥，並為患者保管藥物。

為防止藥物傷害，也可試著與醫師溝通，將患者的服藥量與次數減至必要的最小限度，例如，詢問是否能將原本分早中晚三次服用的藥物，改變成晚間服用一次即可的藥物。另外，透過看護人員的協助或養護機構的日間照顧，幫忙管控患者的服藥，也能為家屬減輕負擔。

迷思 25

罹患失智症的父母親老是重複同樣的話題或尋問同樣的問題時，應跟他們講道理，說明實際狀況

為何有這樣的迷思？

對於反覆訴說或尋問同樣的事，聽者起初或許還能認真回答，但到了最後恐怕誰都會感到麻煩。明知不對，仍難耐憤怒或煩躁的心情，最後忍不住對患者抱怨：「同樣的事，到底要說幾遍？」「到底要跟你說幾遍，你才聽得懂！」

解開迷思！

對於有近期記憶障礙的失智症患者來說，旁人聽來或許是不下十次的問題了，但對他們而言每回都像是初次詢問的問題，或第一次聽到的事。

當他們聽到對方回以「同樣的事，到底要說幾遍？」或「到底要跟你說幾遍，你才聽得懂！」，他們感受到的是「我說的話對方不肯聽」「對方好兇」「對方好冷淡」，於是他們開始擔心或懷疑彼此的關係生變，甚至因此感到憤怒。這就是造成「精神行為症狀（BPSD）」惡化的原因。

理解是為了走更長遠的路

當患者反覆說著同樣的事、不斷尋問同樣的問題時，不妨先深呼吸，並告訴自己「這都是失智症帶來的記憶問題」。

患者反覆提起某件事時，多半是本人放不下心的事，因此應先同理患者，並肯定支持地說：「對啊，真教人擔心。」不強說道理或解釋說明，而要充滿關愛地說出讓患者安心的話語。

患者感覺自己並未受到敷衍對待時，即能放心而不再重覆提起相同的問題。

另外，轉移注意力也是有效的方法，例如「我們去散散步吧」「今天難得天氣晴朗，我們去海邊走走吧」「今天特別煮了你愛吃的」，最好是提議做一些當事人喜歡的事物。

老是待在家中的患者，因為沒有事物分散注意，所以經常執著於某事，或陷入焦慮不安。從失智症初期起，就接受養護機構的日間照顧等，也能改善當事人不斷重複敘說或詢問同一件事的狀況。

迷思 26

應該建議家中失智的長輩，繼續從事長久以來的嗜好興趣或運動

為何有這樣的迷思？

有這樣的迷思，其實也理所當然，因為想要維持健康，就必須在日常活中保持一些積極的活動。就失智症的預防或延緩的觀點來看，保持身體的活動或多與人群接觸，的確是有幫助的。

因此家屬當然會認為，當事人若能繼續從事過去的運動或活動，絕對百利而無一害。如果整天待在家裡，不整理儀容也不外出，少了外界的刺激，只會讓失智症愈來愈惡化。然而，事實卻非如此……

失智症患者對於過去熱愛的活動，突然有一天不再參與時，周遭的人絕不可隨便鼓勵患者再重拾興趣，而是該試著探索患者為何突然中斷過去樂在其中的活動。

以日本老人熱衷的槌球為例，比賽活動需要用到大腦的「執行功能」，將一連串的不同動作，天衣無縫地串連起來，但罹患失智症後會使「執行功能」降低，即使是過去擅長的運動，也會受到病況的影響，而失去了應有水準，患者當然漸漸不再熱衷。

另一個放棄的理由，則是由於近期記憶障礙，與槌球夥伴突然談不上話，或是溝通上產生問題。因此，從事槌球運動反而傷及患者自尊，最後，只要一有槌球邀約，患者就開始出現異常的疲憊感。

以上就是導致失智症患者放棄過去熱衷活動的可能原因。此時若積極勸誘患者如同以往參與活動，就好像逼著發高燒的病人運動一樣。

不妨試想，失智症患者就像始終處於一場發高燒的感冒中。

理解是為了走更長遠的路

家屬應在避免傷害患者自尊的情況下，不露痕跡地協助患者。如果可以的話，不妨事先讓槌球夥伴們知道患者的狀況，畢竟大家也可能對患者近來的異狀感到困惑，夥伴們理解狀況與何謂失智症後，或許也能從旁協助。

不過，現實往往不如想像美好，患者其實很難利用剩餘能力，在往日的社群（地方上的群體）中，持續過去帶來充實感的活動（運動、體操、練習）。

這時可仰賴養護機構的日間照顧服務，專業的看護人員可以幫助患者善用身體的剩餘能力，找到適合的活動，讓患者得到心靈上的滿足以及體力上的適度消耗。

迷思 27

積極做計算習題等的「腦力鍛鍊遊戲」，對失智症患者有益

為何有這樣的迷思？

當今，「不花時間，輕鬆上手」的廣告訴求大行其道。比方說「不需要激烈運動，還可以吃自己喜歡的食物，且這種減肥藥只要一天吃一次」，像這樣的減肥廣告，已不知出現過多少回，還每每大受歡迎。

數年前流行的「腦力鍛鍊遊戲」，也是宣傳「只要反覆解答簡單的計算習題即可達到效果」。

的確，隨著失智症症狀的退化，患者愈來愈難進行複雜的休閒活動，因此日本部分地區的老人養護機構，積極引進簡單的閱讀或算數練習，以做為失智症患者的平日活動。

解開迷思！

「腦力鍛鍊遊戲」是否有利於失智症患者，答案其實是因人而異。

世界最具權威的科學雜誌《Nature》以「『腦力鍛鍊遊戲』之於預防失智的效果」為研究，發現一萬一千四百三十名實驗對象，若以一日一個小時以上、每週三次、為期六週進行「腦力鍛鍊遊戲」，固然能提升遊戲的成績，卻無法達到預防失智的效果。

「腦力鍛鍊遊戲」的概念曾經是世界性的話題，甚至出現「腦力鍛鍊遊戲可以預防失智症」等過了頭的宣傳。如今，歐美學者們卻針對此提出質疑。

以上只是就科學實證的角度，介紹了上述的論文，但我並非要將「腦力鍛鍊遊戲」全盤否定。重點在於當事人喜不喜歡這個遊戲，如果失智症患者明明不喜歡，周遭的人卻一味強迫，「腦力鍛鍊遊戲」可就百害而無一利了。

理解是為了走更長遠的路

其實患者真正喜歡做的多半不是「腦力鍛鍊遊戲」。事實上，讓當事人有機會為家人付出，在家中成為一個有用的人，才是重點。像「腦力鍛鍊遊戲」這種無目的性的行動，由於行動動機不明確，通常無法長久。反之，為家人而付出的行動，卻往往能長久持續，因為患者都「希望自己是有用的人」。

舉例來說，削果皮、洗碗盤、整理清洗衣物、除草、除去衣物上的毛球、編織、縫鈕扣等，這些需要「程序記憶（用身體記住）」的作業，即使是重度的患者也多半能完成。另外，為了讓患者更容易熟悉上手，不妨以誘導的方式帶領。作業完成後，也別忘了對他說聲謝謝，感謝他們的分擔與協助。

迷思 28

父親雖被診斷為失智症，但開起車來還很正常，若不開的話失智症說不定會惡化，所以就繼續讓他開……

為何有這樣的迷思？

有些地區地廣人稀，且住家附近又無超市、便利商店等，沒有車確實難以度日。像這樣的家庭，萬一家人罹患失智症而無法開車時，的確會陷入混亂，既無法出門購物，也無法前往醫院。

事實上，居住在交通較不便地區的患者家屬，由於不願患者的行動範圍受限，即使醫生建議不該開車，也會加以反對（反對的人經常是奶奶）。再加上，失智症初期仍維持良好的「程序記憶（用身體記住）」，開車時看似一切正常，因而許多人以為繼續開車也無妨。

解開迷思！

被診斷為失智症時，無論是家屬或患者都非常擔心是否能繼續開車的問題。這是由於阿茲海默症和路易氏體失智症患者的駕駛事故頻傳之故。

這些類型的失智症會出現「視覺空間認知功能」的障礙。所謂「視覺空間認知功能」，是指用來測量自己身體與外界之間的位置關係，以及間距的認知能力。也由於此能力，我們才得以行走在人群中卻不至於與他人相撞。開車時，則是「車寬感覺」「車間距離感覺」等。失智症患者的「視覺空間認知功能」低下，也讓開車變成一件危險的事。

失智症患者發生駕駛事故時，理由多半是「停車時，搞錯了前進與後退，導致撞毀他物」「超越雙黃線」「逆向行駛單行道」等。

失智症患者開車所帶來的危險，好比是酒後開車。儘管駕駛本人明知自己喝了酒，但自己或周遭的人都以為「只要小心就不至於釀成事故」。

提到酒後開車，近來有些訴訟案件也開始科罰視若無睹的店家或共乘者。同樣地，默許失智症患者繼續開車上路，一旦涉及交通事故時，家屬可能也得承擔損失賠償的責任。

理解是為了走更長遠的路

不過有時的現狀是，儘管家屬已下定決心不讓患者開車，但卻始終無法說服患者。「你已經得失智症，就不要開車了」「最近你開車的危險性增高了，還是別開車吧」患者聽到這樣的勸告時，想必都是充耳不聞吧。因為，把車子當作代步工具的失智症患者，已經視車子為「生活必需品」了。

再說，開車外出確實是件愉快的事，所以有人說「車子是人類最大的玩具」，可以隨時去到自己想去的地方。不僅如此，有時對高齡者來說，「能開車」還是一種身分地位的象徵，若奪走了這個部分，就會傷及其自尊，更甚者還會開始否定自己罹患失智症。為了避免這類情況發生，可依據以下三步驟委婉巧妙地說服患者。

●讓患者不再開車！委婉說服的三個步驟

步驟一　表達出全家對患者的擔心（交通安全方面），例如：「爸爸最近看來似乎很累的樣子，這個年紀自己開車太辛苦了，還是少開吧。我們全家都很擔心爸爸的安全，只要不開，要我陪您搭公車上哪去，我都會陪您。」

步驟二　拜託患者信賴的「家庭醫生」或尊敬的人寫下「最近注意力不易

集中，最好不要開車」的診斷書。當患者忘記約定，又想開車時，就拿出診斷書說服患者道：「不是答應過醫生暫時都不開車嗎？」

步驟三　將車子或車鑰匙藏起來（藏起駕照的效果不佳），告訴患者：「因為車子送修了，先等車子送回來吧。」剛開始患者可能會很生氣，或不斷催促，但多數患者隔了一段時日後就會忘了車子的事。

迷思 29

只有關係惡劣時才會引發「被偷妄想」

為何有這樣的迷思？

「被偷妄想」是失智症常見的「精神行為症狀（BPSD）」。近來，媒體大力討論失智症，也讓多數人理解到所謂的BPSD，以及BPSD的引發大多源於生活環境的影響。因而也造成多數人以為「被偷妄想」，是因為患者與家屬的人際關係出現裂痕導致。據說，有案例是兒子誤以為「被偷妄想」來自婆媳問題造成的不信任，而將症狀發生的責任歸咎在太太身上。

另外，一般人誤以為「被偷妄想」是失智症後期的症狀，其實早在輕度時就經常可見。

若發生於初期，家屬多半尚處在未能接受當事人罹患失智症的階段，因為不願相信患者失智而找盡藉口，又誤以為「被偷妄想」不會在失智症初期發生，最後就把責任推到當事人的個性或與家人的相處問題上。

解開迷思！

「被偷妄想」，是失智症最具代表性的症狀之一，就像感冒時必然出現的咳嗽症狀般。既然是症狀，錯當然不在患者或被懷疑的家人身上，因此毋須追究過往的人際關係是否有問題。

反而應該這麼說，家中最常接近患者、最常照料患者的關鍵人物，卻很容易成為「被偷妄想」的目標，而經常不在家的人就不容易淪為懷疑對象，因此被懷疑的總是媳婦，而不是兒子。「被偷妄想」的根源，是來自於患者的「近期記憶障礙」與「掩飾行為」。

曾生活在物資匱乏時代的長輩們，對金錢與物品十分愛惜，因此也會小心翼翼地保管自己的錢包和印章。卻因近期記憶障礙，而完全記不得自己把東西收在哪裡，一旦找不到時即驚慌焦慮，而沒有錢又會帶來強烈不安，為了平息這種焦慮與不安，他們便找尋事情發生的可能理由，以找回心靈的平靜，這就是「被偷妄想」的發生機制。

由於患者並未意識到自己的記憶障礙，只好把最親近自己的媳婦當作犯人，否則難以說服自己的錢包為何憑空消失。因此，「被偷妄想」或許是為了緩和自己的身心混亂而產生出的BPSD。

理解是為了走更長遠的路

首先，患者的每位家屬必須先體認到：「被偷妄想」是因為記憶障礙造成的焦慮不安所衍生的症狀，然後，才有辦法適切地對待患者。

接著，同理患者遭遇的處境，你可以說：「這怎麼得了。妳都會給小孫子零用錢，錢包不見可就傷腦筋了。」然後說：「我也幫忙找好嗎？」藉此和患者擁有同心協力的共同體驗。

通常這樣的患者對於金錢匱乏懷有不安全感，做兒子的可以試著一面說「最近我們公司的景氣不錯，讓媽媽也吃點紅」，一面不時給患者小額零用錢，這麼做也有可能讓患者不再有「被偷妄想」。

鎮日待在家中也容易誘發「妄想」，積極善用養護機構的日間照顧服務，也不失為有效之計。

迷思 30

「遊蕩」是指失智症患者無意識地四處徘徊。為預防遊蕩行為，應將門窗徹底上鎖

為何有這樣的迷思？

失智症患者會在家屬不注意時獨自外出，有時是在住家附近遊蕩，有時甚至搭乘交通工具至陌生城鎮，最後被留置在警察局中待家屬接回。此時若問：「你本來打算去哪裡？」「你出門是想做什麼？」「為什麼要來這裡？」患者也會因失智症的影響，說不出合理答案。

這種行為還會不斷重複，怎麼也學不乖。從旁人角度來看，自然認為他們的遊蕩是漫無目的，但這是個迷思。

解開迷思！

遊蕩的行為對失智症患者而言，並非毫無意義。這種行為背後，都隱藏著對當事人來說的合理想法以及認知障礙的干擾。

在此舉一實例，並推敲當事人遊蕩行為背後的意義：

①因為想買杯咖啡而前往附近店家。（合理的動機、理所當然的行動）
②前往店家的途中，忘了自己外出的目的。（近期記憶的障礙）
③繼續走著走著就迷了路。（視覺空間認知功能低落）
④不向人問路，而愈走愈遠。其實是害怕一問了路，就會被當成失智症看待。（判斷能力降低、不安感、掩飾行為）
⑤最後由鄰鎮的警察安置。因為有認知障礙，無法清楚說明自己外出和迷路的原因。（認知功能降低）

起初只是為了「買杯咖啡」的合理動機，最後卻演變成遊蕩行為。若不試著理解這一點，而一味地抑止他們想外出的動機和心情，恐怕不會有好的結果。

一味要求患者不得自由進出，或反鎖家門，只會帶給失智症患者巨大的精神壓力，進而導致精神不穩定。況且，每天像坐牢似被鎖在家裡，就算原本好端端的人也會被關出病來。

話雖如此，若採取放任主義，又會引發問題。長時間在外散步，如遇酷暑，恐導致脫水；如遇嚴寒，恐罹患肺炎。此外，還可能遇上交通事故。

日前，一起九十一歲失智老人被電車撞死的悲劇事故，引起社會廣大的關注。媒體之所以大肆報導，是因為法院認定這名失智患者，是因家人疏於照顧才發生意外，因此判決遺屬必須賠償JR東海（日本東海旅客鐵道公司）電車延誤的損失。以下是二〇一三年八月十日刊載在《日本經濟新聞》上的報導：

失智症男性誤闖鐵軌死亡　遺屬被判賠償電車延誤損害

失智症男子（當時九十一歲）誤闖入鐵軌，被迎面而來的電車撞死之意外事故，JR東海主張是家屬安全防範的疏漏所致，因而提出訴訟，要求賠償電車延誤之損失。九日，名古屋地方法院（上田哲法官）判決男子的妻子與長男必須全額賠償，金額約七百二十萬日圓。

判決指出，男子於二〇〇七年十二月，闖入愛知縣大府市ＪＲ共和站的鐵軌處，與東海道本線的列車相撞致死。而同年二月，該名男子被診斷為「隨時需要有人照顧」的高齡失智症。

上田法官認定，男子於同居妻子不注意時外出，導致意外事故發生，因此「妻子有疏於監護之責」。同時也認為分居的長男是「實質監督者」，且「未以適當措施防範遊蕩行為的發生」。

該男子的家屬主張，其妻子當時高齡八十五歲，不可能時常監視。而上田法官則指出他們沒有委託個人看護或採取其他代替方案。「在照顧上，應該以不能讓該男子離開照顧者的視線範圍為前提，故須承擔過失責任。」

對醫療從事者而言，「好好陪伴失智症患者及其家屬」是我們衷心的期盼；但此判決對我們來說無疑是晴天霹靂，因為後續必會對失智症患者的居家照護方式產生嚴重的負面影響。

日本面臨「八百萬名失智症患者的時代」，社會正摸索著如何與失智症患者共生共榮，然而，這項判決無疑澆了社會一桶冷水。如果這種判決變成常態，未來，失智症患者恐怕都只能被監禁。

「家屬必須負起照顧高齡者之全責」，這種想法本身也有問題，因為其中缺乏社會支持的觀點。遊蕩行為最理想的照料，是在地區建構起充滿溫情的「遊蕩網絡」。由地方上的善心人士觀察失智症患者的遊蕩模式，主動詢問或幫忙，並在有問題時連絡家屬，提高眾人意識，讓眾人一起保護失智症患者，這才是最理想的做法。

然而，這項判決恐怕導致地方民眾因為害怕被究及責任，而對失智症患者採取消極姿態。

理解是為了走更長遠的路

我能給家屬的建議是：多加利用業者提供的GPS定位服務。首先，家屬要先下點功夫讓失智症患者隨身攜帶。因其體積小、重量輕，所以放入衣服中也不易被發現。當患者迷路時，家屬可透過手機或電腦的地圖，查出其所在位置，迅速找回。

假設家屬無法立刻前往失智症患者走失地點時，業者也有額外記費的服務，一天二十四小時，一年三百六十五天都有專人能妥善安置患者。（編按：台灣相關的失智症患者GPS服務，可至台灣失智症協會查詢：www.tada2002.org.tw）

迷思 31

輕度失智症不必假手日間照顧服務，由家人齊力照顧即可

為何有這樣的迷思？

對於設有失智症日間照顧服務的養護中心，一般人的印象可能是「坐著輪椅的老人集中在大廳，大家一起唱著童謠」的樣子。

當自尊心強的父親罹患輕度失智症，做兒女的自然認為：「不能把父親送到養護中心，送去的話爸爸一定會破口大罵，說我們瞧不起人。」

在一般人眼中，日間照顧服務、團體家屋（Group Home，家庭式安養院）等養護機構，是有腦中風後遺症或重度失智症等一切無法自理的人才會被送去，但這是一個天大的誤會。

解開迷思！

利用養護機構設置的日間照顧服務——當事人白天去、晚上回，可接受體能訓練、健康檢查、入浴、用餐、休閒活動等，以減輕家屬精神與體力上的負擔。另外，當事人也能在此認識朋友，進而得到充實生活——其實時間愈早，效果愈好。一般人對於養護機構的印象完全是一種迷思。即使是失智症早期，也應積極評估能否利用這項服務。

愈早期利用養護機構，愈能防止核心症狀（記憶障礙、定向感障礙等）的惡化。在「迷思26」中也曾提過，因為養護機構能為當事人摸索出適合的休閒方式，給予足夠刺激，以發揮剩餘能力。除此還能抑制「被偷妄想」「遊蕩行為」的發生。

接受日間照顧，能讓當事人和家屬都建立起規律的生活，能使當事人及家屬的生活品質都得以向上提升，因此也更有餘心餘力照顧患者。第一步就是試著放下「偏見」，向政府申請看護，並提出問題與看護支援專門員討論。

理解是為了走更長遠的路

在日本，申請看護的手續並不繁複，家屬只要帶著「被保險證」到鄉鎮市公所的看護保險櫃檯提出申請書即可。

申請手續本身雖簡單，但申請書上有個需要留意的重點。那就是關於主治醫師（家庭醫生）的部分。申請書上有一欄需要填寫主治醫師的名字，申請後公家機關會將一份「主治醫師意見書」的文件，寄給你所填寫的醫師。

主治醫師必須將填寫好的文件送交看護等級的審查會，而主治醫師意見書上的內容，會大大反映在最終裁定出的看護等級上。所以，平時就要跟主治醫師密切溝通，以利醫生在填寫意見書時，更正確地反映出失智症帶給當事人和家屬的困擾。

另外，鄉鎮市的職員也會來進行訪問調查。調查員會親自登門拜訪，確認當事人和家屬的生活狀況。訪問當天，家人代表必須在場，並在當事人不知情的狀況下（比方說，當事人不在場的房間裡），確切向調查員說明生活問題與看護必要性。只要向調查員表達出你們的困擾即可。也可將歸納出的要點事先寫下，屆時再交給調查員。（編按：台灣也針對失智症患者提供長期照護服務，依其性質可分為社區式、機構式及居家式三種，並按照家庭經濟狀況提供不同補助。詳細申請方式可向各縣市長期照顧管理中心查詢）

迷思32

家中長輩罹患失智症的事，最好對大家保密

為何有這樣的迷思？

過去，社會地位愈高的人，愈不敢將家人罹患失智症的情事公開，這或許是人之常情吧。「迷思6」中佐藤早苗與父親的例子，也是如此。

佐藤早苗的父親是公司董事長兼藝術家，女兒一直努力隱瞞父親的失智症，或許是不希望讓大家看到父親失智的模樣。

「失智症是笨蛋才會得的病」「失智症是遺傳性疾病」……那個年代充斥著這類迷思與偏見，會有那樣的想法也是情非得已。

只不過，佐藤早苗最愛的父親死後，隨著失智症的真相慢慢解開，以及對失智症的理解，她才發現自己做的事（對大家隱瞞父親失智）是錯誤的。她

在演說中也常提到公開宣布自己失智的美國前總統雷根。

提到罹患失智症的知名人士，就少不了雷根。雷根的自白也成了解開失智症迷思與偏見的一大契機。雷根親自向大家證明，任何人（再了不起的人）都可能罹患失智症。而且這項自白，在邁向高齡化的世界各國，其與失智症搏鬥的時代洪流中，有著劃時代的意義。美國也是因為雷根的自白，才開始對阿茲海默症投入龐大預算。

解開迷思！&理解是為了走更長遠的路

當父母罹患失智症時，是該隱瞞，還是向大家公開？近來，關於此問題，我發現一個令人憂心的現象——那就是，愈來愈多名人將親人失智的事公開過了頭，或是一面自白自己的照顧經驗，一面稱之為「看護地獄」。這樣的影響之下，社會似乎愈來愈傾向於認為：父母失智時最好據實以報，不要有所隱瞞。

倘若家人、周遭的人等相關者全都是溫情而心思縝密，又願意伸出援手的人，那老實說出來當然不成問題。然而，現實並非如此。有太多人非但不了解失智症，還抱持著迷思與偏見；面對這種人，即使再怎麼說明解釋，往往都徒勞無功，最後只會落得自己悔不當初。因此，當你考慮公開親人的病情時，應儘量避免過度宣傳。

此外，還有一個需要留心之處。那就是造成嚴重社會問題的「詐欺事件」，歹徒甚至比普通醫生更了解失智症，因此向大家坦承家中長輩失智，無疑是在向歹徒招手歡迎。

要不要向眾人公開，並不是一個非黑即白的「二元思考」問題。重要的是，你必須先觀察周遭和社區的人是否對失智症有足夠的理解與包容心，再配合狀況臨機應變。

第5章

對失智症藥物的迷思

迷思
33

失智症藥物毫無效果

為何有這樣的迷思？

坊間流傳著一個令人感到遺憾的說法：「失智症藥物毫無效果！」之所以產生這樣的說法，原因有二。其一，在解釋失智症藥物時，一般會說：「抗失智症藥物只能稍微延緩症狀的發展，無法根治疾病。」結果，「無法根治疾病」這句話被放大解釋，造成大家低估了藥物的療效。

第二個原因是「抗失智症藥物的效果是看不出來的，所以不受看重」。其他疾病的藥物，像是止痛劑可以去除疼痛，止瀉藥可以停止腹瀉，高血壓的藥物可以使血壓下降，但抗失智症藥物的效果卻看不出來——如果可以逆轉症狀，減少失憶情形的話，就看得出療效了——所以常常不受重視。在服用藥物以後，無論當事人或家屬往往感受不出有何改善。

解開迷思！

治療失智症的抗失智症藥物，日本現行的有四種——愛憶欣（Aricept）、Rivastigmine 貼片劑（例如：憶思能穿皮貼片，Exelon Patch）、利憶靈（Reminyl）、美憶（Memary）——每種都效果極佳。這四種抗失智症藥物的藥效，皆透過縝密的臨床實驗證實後，才在歐美上市，至今使用雖已超過十年，但綜合分析（將在後面詳細敘述）出來的結果仍承認其藥效，並獲得證據等級中的 Level 1（實證醫學中最高等級的療法）。

近來日本發生降壓藥論文竄改的疑雲，讓民眾對醫療藥品的信任產生根本性的動搖。失真的數據，以及大學和製藥公司的不透明關係，成為嚴重的弊病，這種研究必然缺乏科學的可信度。

而綜合分析（meta-analysis）就是可以排除這類問題的統計手法。這種方式是將多個立場不同的研究團體所得出的研究結果，公平地加以過濾，使得獨善其身的個別研究不再具有意義。而透過綜合分析確認有效的藥物，就是前面所舉的四種藥物。

來比較一下失智症藥物與其他藥物在藥效上的優劣吧。拿治療高血壓的降壓藥來說：目前，抗失智症藥物被貼上了「無法根治疾病」的標籤，那麼降壓藥又是如何呢？

降壓藥可以根治高血壓嗎？我們可以說「服用降壓藥就能治好高血壓」嗎？降壓藥的目的原本就不是根治高血壓。若放任高血壓不管，未來容易引發心臟病及腦中風，而服用降壓藥就是為了預防這些疾病的發生。降壓藥的目的，是為了控制高血壓，以預防高血壓可能帶來的其他問題。

服用抗失智症藥物的目的，也是透過延緩失智症惡化，以預防生活上出現更多障礙。換言之，就是要對失智症加以控制。所以，降壓藥和抗失智症藥物的目的是類似的。

過去降壓藥也花了好一段時間才讓民眾接受。剛推出時，許多患者不肯按時服用，還流傳著「服用之後就會再也戒不掉」「服用這種藥會上癮」等謠言。因此，降壓藥也不是一推出，大家就立刻接受。或許，抗失智症藥物也是因為日本目前的宣導不夠徹底，才尚未普及。畢竟以現況而言，民眾對失智症都還處於理解不足的狀態。

理解是為了走更長遠的路

抗失智症藥物的主要效果，就是減緩失智症的退化速度，以及防止核心症狀惡化。患者透過這些藥效，不但能讓自己保有本性，還能對生活產生更多的活力與動力，同時維持穩定的情緒。

以藥效的性質而言，抗失智症藥物還是建議從失智症早期開始服用較為有效。但請各位讀者放心，無論再怎麼嚴重的失智症，都有專門的藥物可以因應，千萬不要輕言放棄。

迷思34

失智症藥物的目的就只是延緩失智症退化而已

為何有這樣的迷思？

目前的抗失智症藥物已確定具有「延緩失智症退化」的效果。臨床試驗上顯示（醫療藥品在得到許可之前，必須先有足夠的科學數據，證明其有效性與安全性等。為此在人體身上進行的臨床性實驗，就稱為臨床試驗）：比起沒有服用抗失智症藥物的失智症對照組，有服用的實驗組，（在統計學上）明顯能抑制認知功能的惡化。

抗失智症藥物的臨床試驗，在採集數據時，是將焦點放在是否能「抑制認知功能的惡化」。所以僅以「能抑制認知功能的惡化」做為藥效的訴求，是比較妥當的。不過，從醫療現場來看，實際上服用藥物的患者在其生活品質上，即使是難以數字判斷的部分，其實也會產生伴隨著主要療效而來的附加效果。

解開迷思！

正如前述，抗失智症藥物的主要效果是「延緩失智症退化」，但此外，實際上還有以下臨床效果：

- 愛憶欣——提高日常生活動力之效果
- 憶思能穿皮貼片（Rivastigmine 貼片劑）——順利完成每日固定生活習慣之效果
- 美憶——精神上的穩定效果

或許有些人覺得：「哪門子的藥啊，吃了又不會好，只能延緩退化而已。」但希望大家能夠注意到的是：透過「延緩失智症的退化」所產生的「附加價值」。因為「延緩失智症的退化」代表的不只是能維持現在的認知功能而已，更表示「今天可以過得像昨天一樣」「這個月可以過得像上個月一樣」，進而讓人生更有意義。

理解是為了走更長遠的路

當家屬「設身處地」地與失智症患者一同生活時，往往就能親身感受到抗失智症藥物的效果。若是家屬感覺患者的狀況似乎改善了，就表示藥物已發生作用。

或許有人覺得為了領藥，每個月都得看一次醫生是種折磨；但各位也可以這麼想：「定期看醫生，向主治醫師領取抗失智症藥物，是患者及家屬與醫師『心連心』的象徵。」看診時，不妨有效地利用受診的機會，儘量向醫師提出問題，藉此得到實際的建議或抹去心中不安的陰影吧。

迷思35

抗失智症藥物的效果都差不多

為何有這樣的迷思？

在日本，愛憶欣是早期推出且使用長達十年以上的抗失智症藥物。二〇一一年（發生東日本大地震的那一年），有三款新的抗失智症藥物在日本獲得使用許可。

但在歐美，這三款抗失智症藥物其實和愛憶欣一樣，已有十年以上的使用歷史，只是在日本獲得許可的時間晚得異常而已。換言之，日本最新的三款抗失智症藥物並非「夢幻新藥」，且功效也沒有比愛憶欣來得強。

基於以上事由及現狀，坊間出現一種傳聞：「現在可使用的抗失智症藥物都大同小異，用哪一種都沒差。」

解開迷思！

以下介紹每款藥物的作用形式（藥物產生效果的機制）的不同。愛憶欣、利憶靈、Rivastigmine 貼片劑，這三款都是能調整腦內物質乙醯膽鹼——罹患失智症後，這種腦內物質的作用就會降低——的藥物，我們稱之為乙醯膽鹼酯酶抑制劑（AChEI）。雖然這三款藥物都屬於 AChEI，但又各有不同特色。

不同於這三款藥物的美憶，則是可調整腦內物質麩胺酸的作用形式。

以上四款藥物會依患者的症狀、退化速度來用藥。當一款藥物無法發揮功效時，會更換藥物，或與其他藥物合併使用。

另外，藥物的形狀、劑型的樣式很多，包括錠劑、藥粉、糖漿劑、果凍劑、貼片劑等，可與醫師討論、選擇出對患者及家屬而言最方便的劑型。

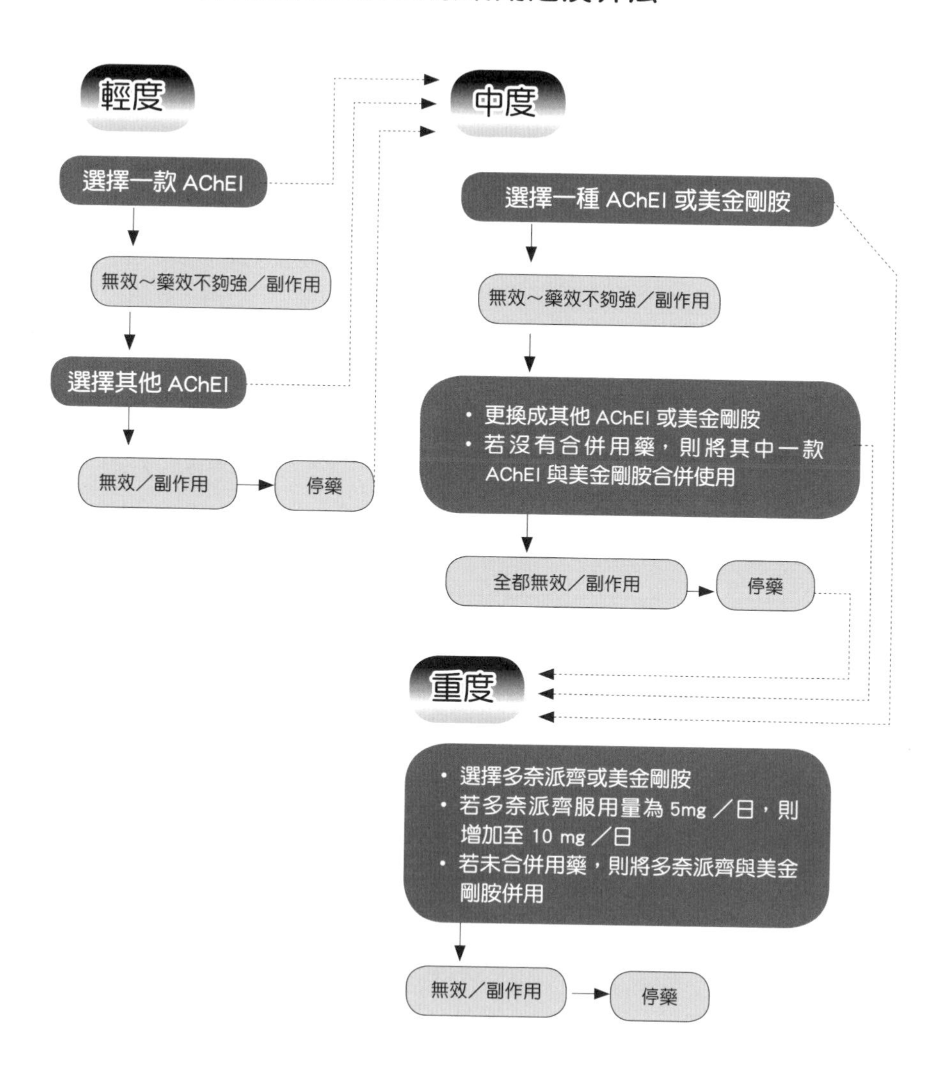

＊醫學會所製作的用藥指南，目的在於引導出四款藥物特有的功效

理解是為了走更長遠的路

抗失智症藥物會配合患者的症狀、病情輕重、體質等，調整（選擇、組合、份量等）出最適合本人現狀的藥物。換言之，就是可依靠「劑量的斟酌」配合患者開藥。所以，無論患者現在處於何種狀態，都千萬不要放棄。

迷思 36

抗失智症藥物沒有太大的副作用

為何有這樣的迷思？

在談論關於抗失智症藥物副作用的話題前，要先向各位報告：抗失智症藥物持續使用長達十年以上之安全性，已經得到實證了。

部分患者面對必須服藥的情況時（無論罹患的是否為失智症），會擔心「藥效會不會太強？會不會有副作用？」這樣的顧慮其實也是在所難免。

但若醫師覺得當事人非服用藥物不可時，有時會說：「副作用方面不太需要擔憂，儘管放心吧。」特別是會對失智症患者這麼說。

之所以有如此言論，是因為——若是對失智症患者一一舉例、詳加說明那些發生頻率不高的副作用，患者也無法記住要點，反而會留下「醫生把藥說得好恐怖」的印象，而對藥物產生不安與恐懼的負面觀感；結果，當然是不肯乖乖吃藥。這就是為什麼醫生可能從未向你深入解釋過抗失智症藥物的副作用。

解開迷思！

任何藥物都有其副作用。四款抗失智症藥物也各自有其副作用。基於前項所說明的道理，對患者本人可以省略詳細的說明，但家屬仍有必要確實了解藥物副作用。

若出現副作用的徵兆，請儘速與醫師聯絡，詢問有無解決之道。

理解是為了走更長遠的路

抗失智症藥物副作用一覽表

藥劑名	副作用	解決之道
愛憶欣、利憶靈、Rivastigmine 貼片劑	胃部不適、食欲低落	減藥或暫時停藥
愛憶欣、利憶靈、Rivastigmine 貼片劑	心搏過緩等心律失常現象	停藥
愛憶欣、利憶靈、Rivastigmine 貼片劑	站起來會頭暈、昏迷	減藥或停藥
Rivastigmine 貼片劑	搔癢、紅腫	使用皮膚保養品、保濕用品、類固醇藥膏
美憶	毫無動力、過度鎮靜	減量、和 AChEI 併用、變更成 AChEI
美憶	便祕	和整腸藥或者 AChEI 併用
美憶	身體搖搖晃晃	減量

迷思 37

抗失智症藥物的貼片劑不是內服藥，所以不會有消化系統上的副作用

為何有這樣的迷思？

AChEI的代表副作用是胃部不適、胃脹氣、食欲低落、腹瀉等消化系統的症狀。一般人誤以為這些症狀，是來自於內服藥物對消化器官所產生的直接刺激。

Rivastigmine貼片劑是AChEI的貼片藥物，只要貼在皮膚上，無須內服。因此讓人產生錯誤印象，以為不會對胃部造成生理上的負擔。

解開迷思！

Rivastigmine 貼片劑其實和愛憶欣、利憶靈這兩款 AChEI 的內服藥物一樣，都會有消化器官上的副作用。

AChEI 對消化器官產生的副作用，並非來自藥物對消化道的直接刺激。AChEI 被消化道或皮膚吸收後，會先進入血液，再擴散至全身。當 AChEI 到達腦部時就會發生藥效。

進入血液的藥物會和存在於消化道中的乙醯膽鹼（興奮性的神經傳導物質）發生作用。作用程度依體質而異，太過強烈時就容易出現副作用。從 AChEI 的這種機制可看出，消化器官的症狀與劑型無關。無論是口服劑還是貼片劑，同樣都需要謹慎注意。

就失智症專科醫師的經驗而言，若患者服用五毫克的愛憶欣，即出現消化器官上的副作用，導致無法持續服藥的話，其在使用十八毫克的 Rivastigmine 貼片劑時，很有可能產生相同的副作用。

理解是為了走更長遠的路

使用 Rivastigmine 貼片劑的患者，若感到胃部不適，或出現食欲低落、想吐或者嘔吐的症狀時，請立刻撕下貼片，並在使用下一片貼片劑前，先與醫生進行討論。

Rivastigmine 貼片劑的半衰期（藥物殘留在體內的時間指標）很短，所以若消化器官的症狀是來自於貼片劑，撕下後症狀就會迅速改善。換言之，若撕下貼片劑後症狀立刻好轉，就能確定消化器官症狀是 Rivastigmine 貼片劑帶來的副作用。這時，往往只要透過減低貼片劑容量（比方從十八毫克降至十三點五毫克），就能改善情況。

貼片劑的皮膚保養——良藥令人癢!?

還有一項只有貼片劑才會有的副作用，那就是皮膚的搔癢、紅腫。失智症患者只要有過一次搔癢、紅腫的不適感，即使之後皮膚問題得到緩解，也有可能從此排斥該藥物。因此在治療方針上，一旦決定使用貼片劑，就應儘早做好皮膚保養，先下手為強。

皮膚保養大致分為兩種：一種是夏季保養，一種是冬季保養。夏季保養的目的在解決流汗產生的黏膩；可使用醫療用的速乾型止癢液，在貼上貼片劑前，先噴一下即可。

冬季保養則重在防止乾燥。高齡者的皮膚，即使不是冬天也容易乾燥；皮膚乾燥時，就容易因貼片劑而產生搔癢、紅腫等副作用。請從平日起就做好保濕工作，在預定要貼貼片劑的前胸或背部的皮膚上，大範圍地塗抹含有保濕成分的止癢軟膏等保養品。

使用醫院開的醫療用軟膏，亦對於皮膚保養十分有效。不妨請你的家庭醫師或皮膚科醫師介紹。

迷思 38

市售的感冒藥、花粉症的藥、胃藥等藥品，不會對失智症產生影響

為何有這樣的迷思？

日本人對藥物情有獨鍾。長年持續服用市售胃藥、感冒藥等藥物的也是大有人在。「藥房買得到的藥是『藥效不強，但安全無虞的藥物』；醫院開的藥則是『十分有效，但有副作用的藥物』。」各位讀者是否也有這種既定印象呢？

解開迷思！

在藥房可輕易買到的藥物，有時會對失智症患者造成不良影響。感冒藥、花粉症的藥、胃藥等，可能會引起肢體的不穩定，造成患者身體搖晃、行走困難，甚至跌倒。這些藥物甚至有可能使患者的精神狀態或「精神行為症狀（BPSD）」惡化。

市售的感冒藥等藥物造成的副作用，不單會出現在失智症患者身上，只要是高齡者都可能發生；特別是路易氏體失智症患者，即使是少量的藥物，也有可能引發強烈副作用。

理解是為了走更長遠的路

無論是在藥房買的藥，還是醫院開的藥，只要失智症患者的身體出現狀況時，務必接受主治醫師的診斷，並向醫師確認當時服用的藥物，是否會對患者造成影響。

第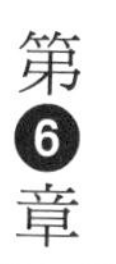章

媒體對失智症的迷思

迷思39
失智症是在這幾年才突然爆炸性增加的

為何有這樣的迷思？

近幾年來，媒體頻頻報導失智症的統計報告，總能瞥見「高齡失智症患者激增」的這類文字——這些數字來自日本厚生勞動省所發表的報告。二〇〇二年的統計顯示，高齡失智症患者的人數為一百五十萬人；然而，十年後的二〇一二年，筑波大學朝田隆教授的報告中則是四百六十二萬人。若光從這兩個數字來解釋，短短十年間，失智症高齡者的人數就成長到三倍以上，這可說是爆炸性的增加。

而且，不只統計數字，從我們身邊也可感受到，過去罕見的阿茲海默症，如今卻日益增長。

解開迷思！

事實上，高齡失智症患者的人數並沒有爆炸性地增多。阿茲海默症一直都好發於高齡者。只不過，昔日無論在醫學上或社會上，大家都對阿茲海默症不甚了解。過去也有許多失智症患者，只不過沒有人提出討論。

或許是因為過去沒有少子化問題，即使父母罹患失智症，也有足夠的人手照顧，對家人的影響不大；又或者以前單靠家人就能自行解決，到醫院接受診斷的必要性不高。

然而，若是獨居的高齡者，就算是輕度的失智症也會造成問題。所以身為孩子，不得不開始面對父母的失智症，並接受醫療或照顧服務。而這樣的狀況也造成高齡失智症患者的人數在數字上的大幅成長。

高齡是阿茲海默症的最大風險，所以社會愈高齡化，失智症患者增加的人數就會愈多。雖然這是事實，但像是歐美、日本等邁入高齡化社會已久的國家，其實罹患失智症的人數幾十年來都很穩定，沒有激增的現象。不僅如此，反而有些歐美國家得到失智症的新患者，在絕對數字上是開始減少的。失智症並非在這幾年才開始爆發流行、急劇增加。

理解是為了走更長遠的路

事實上，過去日本也經歷過出現大量失智症患者人口的時代（雖然不至於形成社會問題），而那樣的時代我們也都克服了。今後，只要社會更加理解失智症，醫學更深入闡明失智症，必定能克服這個高少子化高齡社會的難關。

當戰後嬰兒潮的那批人逐漸邁向高齡的這幾年間，日本的「超少子高齡社會問題」應該會達到巔峰。面對「八百萬名失智症患者的時代」，無論個人或社會都必須準備好更多因應對策。但失智症患者過去至今其實一直都存在，所以也無須杞人憂天地以為，未來患者人數還會持續膨脹乃至不可收拾的地步。

迷思 40
失智症患者會性格丕變

為何有這樣的迷思？

媒體總喜愛煽動人心，畢竟大眾的不安與恐懼，就是增加電視收視率或週刊銷售量的推手。愈是引發不安的資訊，愈容易引人注目，這是腦神經科學上不爭的事實。

最近，進行失智症特別報導的電視節目明顯增加。節目開頭不是播出老人遊蕩的畫面，就是在家中大哭大叫暴力相向的畫面，接著配上一句旁白：「失智症是一種悲慘的疾病。」試圖煽動觀眾的恐懼感。

每個人上了年紀都可能罹患失智症，只要罹患失智症，就會出現遊蕩、尿失禁、暴力言語、妄想的症狀，進而性格丕變、喪失本性——這就是媒體塑造出來的失智症形象。

解開迷思！

絕大多數的失智症都是老年型的阿茲海默症，但即使罹患這類失智症，身而為人最基本、最核心的部分是不會改變的。絕大多數的人都會保有其性格與本性。

我在「記憶門診」中，已診察過超過兩萬名失智症患者；很幸運地，每個患者都能與我相互敞開心胸，真誠來往。而我相信這件事就是解開這項迷思的最好答案。

再說，根據統計，現在日本的失智症患者人數多達四百六十二萬人，加上高危險群人口就高達八百萬人。倘若患者都會性格丕變，不就滿街都是遊蕩的失智症患者了嗎？這分明與現實狀況不符。

失智症患者若能保有自尊心，接受有心靈交流的照顧，就能在自己久住的土地、住宅中，一直保有性格直到壽終正寢。

失智症患者的性格與本性，都一直存在於當事人的心中。因此，我們必須善加對待當事人的心靈。尊重失智症患者內心的照顧，我們稱之為「個人中心照顧（Person-centered care，站在當事人立場所進行的照顧）」。

理解是為了走更長遠的路

個人中心照顧不單是對失智症患者有利，也對照顧者有利，因為當失智症患者的病情逐漸退化時，只要患者有心靈可以依靠的對象，就能使症狀穩定。

失智症的症狀中，最令照顧者困擾的莫過於「激動」「易怒」「暴力言行」等「精神行為症狀（BPSD）」，但這並非每一個患有失智症的人都會出現。BPSD是失智症患者感到壓力時容易出現的間接症狀，會隨著周遭環境而顯露或消退。

對失智症患者而言，最大的壓力並非「健忘」，而是「自尊心危機」，因為當事人的本性一直存在，所以自尊心被踐踏、不被當常人看待，或人格被否定時，都會促使BPSD的萌芽。

所以若有人以為罹患失智症就會癡呆到毫無自我意識，並帶著這種迷思對待失智症患者，又或者把他們當幼童看待，就會遭受反擊，而他們反擊方式則是「激動」「易怒」「暴力言行」等「精神行為症狀」。與失智症患者相處時，只要「善加彈奏他們一直保留下來的心弦」，就能讓他們保有穩定的狀態。

迷思41

失智症會因為環境變化（配偶住院等）而急速惡化

為何有這樣的迷思？

在某個報導失智症的特別節目中，採用了以下這一段民眾疑問：

「關於我八十二歲的父親，他從八十歲左右起就愈來愈『健忘』，但在我母親還身體硬朗時，父親在生活上沒有什麼大礙。看他情緒穩定、身體健康的樣子，我們也不覺得父親需要什麼特別照顧。

然而就在前不久，母親摔倒，腳部骨折住院；就在此時，父親突然癡呆得連日常生活的簡單小事（換衣服、洗澡等）都做不來。不僅如此，父親還變得焦躁易怒，常常對我們破口大罵……失智症急速惡化。我們該如何處理才好？」

解開迷思！

失智症患者的確會因為無法應付環境的變化，而突然在生活上產生許多障礙。但這並不代表當事人的失智症急速惡化了。

只要罹患失智症，就一定會出現核心症狀（記憶障礙、定向感障礙、思考和判斷力低下等），如果所處的環境可以幫助他們化解這些症狀帶來的不便（有家人的照顧等）時，在生活中就能不失其本性。但像前面這個例子，發生配偶住院等的環境變化，會使他們感到極大的精神壓力，而變得情緒不穩，這就會造成「精神行為症狀（BPSD）」的急速惡化。從旁人看來，容易誤以為這是失智症的快速退化。

要讓失智症患者永保活力，格外重要的是：他們身邊必須存在著能給予精神及物質支持的中心人物，我們稱這種人為「關鍵人物」。

對於失智症患者的本性與核心症狀，關鍵人物可直覺或積極主動地理解，以自然的態度面對，並給予適切的回應。以本項的案例而言，當事人的關鍵人物就是住院的太太。這位母親的存在，讓父親的症狀沒在孩子們面前表現出來。

父親雖已出現核心症狀，但母親都能一一從旁打理好，於是患者生活得十分安心，沒有出現任何BPSD。只要關鍵人物身心健康，通常失智症患者都不會有亂了方寸的舉動。然而，當關鍵人物出現異常狀況時，患者的生活也會隨之改變。

理解是為了走更長遠的路

失智症患者及家屬愈是依賴關鍵人物，或關鍵人物愈是靠得住，發生狀況時產生的反差就愈大。

以目前的現狀而言，關鍵人物往往也是高齡者。家屬必須趁關鍵人物身體硬朗時「未雨綢繆」，先找好其他支柱。最理想的狀況是，讓當事人建立起其他人際關係，找到關鍵人物的替代方案，這麼一來關鍵人物發生狀況時，家屬才能不慌不忙地因應。

具體來說，我建議讓當事人接受養護機構的日間照顧服務，以便從平時就和照顧服務員建立起良好關係。

迷思42

沒有幻視就不是路易氏體失智症

為何有這樣的迷思？

最近日本的電視節目也經常探討路易氏體失智症（以下簡稱路症）。路症是排在阿茲海默症之後次多的失智症，又稱為「第二失智症」。

「幻視」是路症的特有症狀（請參照「迷思19」），而且是非常真實、生動，像電影畫面般栩栩如生的幻視，他們可能會告訴你「有個穿著紅色衣服的女孩子站在那兒」「牆上有褐色的毛蟲在爬行，一共有三隻」等等。

有「健忘」等症狀的失智症患者，若確定能看到栩栩如生的幻視，那就得懷疑是不是罹患了路症。在路症發現者——小阪憲司醫師的推廣下，無論媒體或醫療相關從事者之間，都愈來愈有「罹患路症會出現幻視」的觀念。

觀念普及雖好，但大眾卻逐漸以為「路症＝幻視」，而這種觀念反而會造成「沒有幻視就不是路症」的迷思。

解開迷思！

即使是典型的路症，也有可能不出現幻覺。非但如此，根據某專科醫師的統計，路症患者中，出現生動幻視的人約為五成，僅占一半左右。換言之，我們不能斷言「沒有幻視就不是路症」。

路症的成因，是因被稱作路易氏體的物質在腦中沉積所引起。順帶一提，阿茲海默症則是因乙型類澱粉蛋白沉積所引起（請參照「迷思 20」）。罹患路症者會因路易氏體在腦中的沉積方式不同，而產生認知障礙、幻視以外的其他不同症狀。

理解是為了走更長遠的路

以下整理路症常見症狀，文中會與阿茲海默症進行比較，以利讀者理解其典型症狀。

路症症狀

①認知功能的波動性

路症症狀中的認知障礙與記憶障礙之主因，來自於注意力和專注力的下降。因此患者的記性會產生極大差異，認知功能會有時好時壞的「高低起伏（波動性）」。

即使日常生活中會出現失智症式的症狀，讓一起生活的家人感到患者的失憶情形十分嚴重，但在看診的醫生面前，他們卻經常能表現正常，醫生可能會診斷道：「十分正常，從長谷川失智症量表來看也沒有問題！」

這就是路症在失智症的診斷上容易延誤的一大因素。

基本上，在阿茲海默症患者身上看不到記憶障礙的波動性，所以不會發生早上記性差，傍晚記性又變好的情況。

②憂鬱的症狀

路症在病程中經常出現「憂鬱的症狀」。精神容易不穩定，而出現失眠、焦慮、陷入沮喪等症狀。有時甚至會產生生理上的不穩定，像是「頭痛或腰痛得很厲害」「一站起來就暈眩」「頭昏」「胃腸不適、食欲不振」等等。

若憂鬱的症狀先出現，就有可能蓋過失智症的部分，而被診斷成「憂鬱症」。

阿茲海默症則較少與「憂鬱症狀」合併發生。

③視覺功能的異常

路症有一個特徵：「視覺上的異常」，而其中一項就是幻視。值得注意的是，即使沒有幻視，許多患者也會出現「視力模糊」「老覺得看不太清楚」「眼睛的狀況怪怪的」等情況。因此，許多路症患者在診斷出罹患失智症之前，會有經常到眼科報到的經驗。

罹患阿茲海默症的話，常到眼科報到的狀況則較少。

④伴隨發生帕金森氏症狀

路症有時會合併發生「動作遲緩」「手顫」「走路蹣跚易顛仆」等帕金森

氏症狀。尤其當路症患者對藥劑過敏，又服用安眠藥或鎮定劑等藥物時，藥物的副作用往往使得帕金森氏症狀惡化。

相反地，阿茲海默症則鮮少有身體症狀伴隨發生。

⑤併發自主神經失調症

在無意識間配合著環境變化，自然調節血壓及脈搏等生理現象的神經系統，即為自主神經。比方說，當我們從原本的睡姿忽地起來時，若血壓不變化，就無法將血液順利送達位置升高的頭部。因此若自主神經不能正常運作，人就會因站立而頭暈甚至暈厥。

路症患者有時會因為自主神經失調，而產生血壓上的顯著變化。比方說，早上測得的血壓只有100／60；中午接受養護機構的日間照顧服務時，卻升至200／120。

自主神經也關係到一個人的活動模式和休息模式的切換，路症患者有時白天也不會進入活動模式，於是身體呈現休息狀態，瞌睡連連。

將路症誤認成阿茲海默症的危險性及提示

在生活上，路症需要特殊的因應之道。若是誤以為沒有幻視就一定是阿茲海默症，而絕非路症的話，在以下幾點恐有照顧不周之虞。

①慎防跌倒

羅患路症者視力會變差，又易併發帕金森氏症狀，因此會變得動作遲鈍或容易跌倒。再加上自主神經的調節障礙，所以也必須留心當他們站起來時，會有頭昏的現象。

夜晚起床如廁時，也須格外小心。當患者因尿意而醒來，需請他們先多坐在床上一會兒。接著當患者不再感到「迷迷糊糊」時，才能慢慢站起來，確認身體不會搖晃不穩。若有搖晃不穩的狀況，就不要到廁所，改以室內便器椅如廁才是上策。

②留意藥物

因為有憂鬱症狀，所以患者易有身體不適之感，而增加請醫生開止痛藥或胃腸藥的次數，但此處暗藏著一大隱憂。

路症容易導致藥物副作用顯現。即使一般來說相對安全的正確用藥量，仍容易在路症患者身上產生副作用。當患者開始服用新藥時，要慎重地確認是否出現身體搖晃不穩等情況。

迷思 43

額顳葉型失智症（皮克氏症）是罕見的失智症

為何有這樣的迷思？

對於額顳葉型失智症，媒體幾乎沒有著墨。在日本，阿茲海默症、路易氏體失智症還經常可以聽見，但說到「額顳葉型失智症」這個病名，恐怕就少有人知了。

額顳葉型失智症中包含了過去稱為「皮克氏症」的疾病。而皮克氏症一直以來被認為是一種罕見失智症。在阿茲海默症也被視為罕見疾病的年代裡，專家推測皮克氏症的發病率只有阿茲海默症的十分之一。

再加上，因為皮克氏症有一項十分強烈的症狀，那就是患者會性格丕變，變得具有反社會人格，因此過去有段時期，它還被視為一種精神疾病而非失智症。

此外，額顳葉型失智症的概念，在臨床症狀和病理學分類上十分混沌，連專科醫師都會混淆，這也使得民眾對額顳葉型失智症的認識受阻。

再者，從表面上的症狀來看，額顳葉型失智症也很難與阿茲海默症做區別。另外，因為有不少病例是和其他失智症合併發生，這使得我們更難個別性地去理解這種失智症。

綜觀以上各點，可以知道額顳葉型失智症還未得到臨床醫師的充分理解，因此至今一直沒有對它進行過正確的流行病學調查。額顳葉型失智症可說是一個不容易被發現的失智症。

解開迷思！

額顳葉型失智症所占比例並不低。池田學教授（任教於熊本大學）是日本研究額顳葉型失智症的最高權威，他在報告中指出「額顳葉型失智症占所有失智症患者的百分之十二點七」（根據其統計，阿茲海默症占了百分之六十五點二）。我診所內的「記憶門診」中，某年度也出現了相同的比例。

由此可知，額顳葉型失智症的比例相當高，尤其在年輕型失智症（未滿六十五歲就發病的失智症）中，其比例比阿茲海默症還要來得高。但額顳葉型失智症卻容易被當作阿茲海默症等其他失智症或精神疾病看待。

罹患額顳葉型失智症者，有時會出現偷竊、色狼行徑等犯罪行為的症狀。所以當過去個性老實的人，上了年紀卻開始出現順手牽羊等犯罪行為時，就該懷疑是否罹患了額顳葉型失智症。

數年前，媒體曾經探討過這個問題，我本以為社會大眾對額顳葉型失智症的認識已經愈來愈清楚，但最近有一個法庭審判的被告方（患者方）請我去為他們進行鑑定，這件事令我意識到：其實社會大眾對額顳葉型失智症的認識還不夠。

這是一樁八十歲左右的女性，因不斷順手牽羊而遭警方逮捕的案件。檢察官根據醫師的鑑定報告起訴了該名女性，起訴事由為「被告雖有失智症，但尚屬輕度，仍具有足夠的責任能力。故被告應接受其偷竊行為之懲罰。」

被起訴患者的兒子及律師委託我重新診察鑑定，並在鑑定完成後出庭。我診察出的結果，患者正是典型的額顳葉型失智症。從臨床症狀、認知功能檢查、MRI（核磁共振造影）、SPECT（單光子放射斷層掃描）等來看，所有影像分析的結果都與額顳葉型失智症吻合。但在我之前的那位鑑定醫師，對於額顳葉型失智症的典型病例並不了解。所以當時我就深切感受到，連醫師本身對此病症的了解都有待加強。

前一位鑑定醫師所使用的認知功能檢查，是以阿茲海默症為判斷基準。額顳葉型失智症不同於阿茲海默症，在記憶障礙與定向感障礙上都屬於輕度，診斷基準不同時，就會被誤判成「輕度」或「正常」。

額顳葉型失智症會因其病理讓人喪失道德感，因此患者不會有「不能做出不對的事（犯罪行為）」或「必須遵守社會規範」的想法。順手牽羊是疾病的症狀，當事人已不具備責任能力。這些我都在法庭上向法官和檢察官做了詳細的說明。

所幸審判結果，這位患者得到緩刑，但仍令我感到十分遺憾，若額顳葉型失智症的知識已在警界、法界、醫界普及的話，大家就會發現對於此種病患，應有比起訴更重要的事要做。

理解是為了走更長遠的路

額顳葉型失智症在照顧方式和藥物治療上，和阿茲海默症大不相同。各位身邊說不定也有具額顳葉型失智症病理，卻被當成阿茲海默症看待的患者，此時就有必要在態度上做出大幅修正。

以下的勾選項目可幫助大家發現額顳葉型失智症：

□言行變得非常固執任性。
□反覆做出順手牽羊等反社會性的行為。
□變得非常堅持，非得做相同的事情（比如，即使下雪也要在固定時間出外散步）。
□異常地愛吃甜食（過去明明是鹹食至上）。
□服用了抗失智症藥物（阿茲海默症的藥物）後，興奮度提高。
□明明參考了書籍上的照顧方式，卻一點也不管用。
□惡化的速度超越一般阿茲海默症。

上述勾選項目中，只要有一項符合，恐怕就有必要重新接受診斷。或許也需要尋求其他專科醫師的診斷與意見。

迷思44

阿茲海默症、路易氏體失智症、血管性失智症等，都分屬於完全不同的失智症

為何有這樣的迷思？

腦部產生問題，而出現對生活產生影響的症狀——只要是這樣的狀態，我們都稱之為失智症，但失智症的病因可說是五花八門。

本書第一章的「迷思3」中，列舉過導致失智症發生的各種病狀。換言之，失智症是以那些導致發病的病狀來分類的。阿茲海默症、路易氏體失智症、額顳葉型失智症等等，這些不同名稱的失智症，其實都是根據人為性的分類所命名。

臨床醫師要區分是阿茲海默症，還是路易氏體失智症時，並非基於什麼絕對性的判斷指標，而是根據經驗及相對性的判斷來區分。

就像日本人的民族性，好將包羅萬象的事物，歸結出非黑即白的原因；在醫學界也是如此，醫師也傾向於斷定出一個病名。失智症的統計就是根據這種非黑即白的分類法。只是，這樣分類下來就會變成「不是阿茲海默，就是路易氏體失智症，兩者不可能同時存在」。

解開迷思！

失智症的分類沒有這麼單純。人非神仙，診斷病名不過是一個粗略標準，並非絕對。就以阿茲海默症和路易氏體失智症來說，有不少病例無法明確歸納成其中一方。

這種狀況不只存在於臨床上。人腦的真相往往是「永恆的謎題」，即使在患者死後進行解剖，有時反而只會讓研究者更陷於五里霧中。將解剖後的腦放在顯微鏡下仔細觀察，也無法斷定是阿茲海默症還是路易氏體失智症的病例——比如，腦中乙型類澱粉蛋白和路易氏小體呈現同等的沉積——也是家常便飯。

失智症的診斷只是一種操作上的診斷，並非絕對。大多患者都不是非黑即白，而是處於略黑的白、略白的黑的灰色地帶。

臨床診斷上，經常遇到「混合型」的病狀，而無法判斷是哪一類失智症。另外也有起初為典型阿茲海默症，經過時間的推移，卻轉變成路易氏體失智症的病例。

當醫生向家屬說明道：「起初是診斷為阿茲海默症，但最近額顳葉型失智症的病理特徵愈來愈明顯了。」這時恐怕會讓家屬氣急敗壞地說：「那就是你之前搞錯囉！豈有此理，簡直是庸醫！」但疾病是「活的」，只要是「活的」就會變化；若診斷結果過了兩年後仍毫無改變，才是怪事。

理解是為了走更長遠的路

但別因為失智症診斷的不確定因素多，就以為沒有看醫生的必要，接受診斷的意義重大。診斷與其說是為了科學而存在，不如說是為了實用性和效率性而存在。

最適合施以阿茲海默症的藥物、照顧方式時，則應診斷為阿茲海默症；若是採取額顳葉型失智症的因應方式，對患者及家屬才最有利，就該診斷為額顳葉型失智症。診斷的行為，在實用層面上作用極大，患者的用藥也是依據其狀態及診斷病名而時時刻刻在改變。

迷思 45

自發性常壓水腦症是可以利用手術治癒的失智症

為何有這樣的迷思？

最近「可以透過手術治癒的失智症（treatable dementia）」受到媒體高度關注，一般往往這麼介紹：

「您是否以為家中罹患失智症的長輩，得到的一定是阿茲海默症？事實上不見得是阿茲海默症，也有可能是自發性常壓水腦症。這種疾病和阿茲海默症一樣，會出現嚴重的『失憶』症狀，看來就像失智症；然而，只要動了手術就能痊癒，千萬別錯失了失智症可完全治癒的機會。」

解開迷思！

教科書上的確寫到，自發性常壓水腦症是造成失智症的其中一項病因。自發性常壓水腦症是指：腦中的腦脊髓液在循環及吸收方面出現問題。隨著年齡增長，不少長輩都有這種症狀，和阿茲海默症一樣，並非罕見疾病。症狀方面，會產生走路不順暢的行走障礙，以及腦筋變得不靈光的認知功能障礙。有些患者還會併發尿失禁。

自發性常壓水腦症的治療方式是手術，利用繞道手術將淤滯的腦脊髓液引導至他處，解除淤滯現象。

手術後，行走障礙最容易獲得改善，但無法改善認知功能障礙的案例占了多數。當失智症的症狀一惡化，光靠手術往往也難以回復。考慮到此點，就難以認同媒體將其大肆宣傳為「可以根治的失智症」。

且最近有研究報告指出，每兩個自發性常壓水腦症患者，就有一人合併阿茲海默症。高齡者罹患的失智症，容易合併多重病因，這時就算靠手術治好了行走障礙，也無法改善因阿茲海默症所引起的失智症。

理解是為了走更長遠的路

雖說如此，大眾仍應多多認識尚未普及的自發性常壓水腦症。因為治癒此疾病的關鍵，就是要在失智症尚未惡化的早期發現。

自發性常壓水腦症的評量項目

□腳舉不起來，行走時步伐短促。
□有一點外八，走路不穩。
□容易跌倒。
□走路時，跨不出第一步，或有腳底貼著地走的感覺。
□很難維持注意力和專注力。
□既不做例行的事，也不碰自己的興趣嗜好，只是一直發呆。
□有漏尿現象。

上述勾選項目中，只要有一項符合，就該儘快接受專科醫師的診察或接受MRI（核磁共振造影）檢查。若診斷出自發性常壓水腦症，請與主治醫師慎重討論手術的可行性。行走障礙及非阿茲海默症等其他病理因素引起的早期認知障礙，就很有可能透過手術得到大幅改善。

【後記】

本書的使命是將失智症難以理解的本質，以淺顯易懂的文字呈現給讀者，希望能比任何以「家庭醫學」之稱的節目或書籍，帶給讀者更清楚的概念。家屬該如何因應、如何處理，書中都有具體的交代。

面對失智症，只要家屬有正確的理解，並以適切的方式應對，就能帶來巨大的改變與效果。倘若過去的應對方式有所偏誤，只要照著本書做法改變，就能得到顯著的成果。

將失智症轉禍為福——從根本去改變看待失智症的觀念架構，就能讓失智症患者及家屬一同開拓出美好豐盈的人生。

二〇一四年四月

奧村步

【附錄】

（※此附錄資訊並非原書內容，為四塊玉文創編輯部蒐集製作而成）

失智症相關網站

中華民國失智者照顧協會 www.cdca.org.tw

中華民國老人福利推動聯盟 www.oldpeople.org.tw

天主教失智老人社會福利基金會 www.cfad.org.tw

天主教康泰醫療教育基金會 www.kungtai.org.tw

台南市熱蘭遮失智症協會 www.zda.org.tw

台灣失智症協會 www.tada2002.org.tw

台灣長期照護專業協會 www.ltcpa.org.tw

失蹤老人協尋中心 www.missingoldman.org.tw

長庚紀念醫院失智症中心 www1.cgmh.org.tw/dementiahel/index.html

屏東市失智症服務協會 www.ptda.org.tw

桃園縣失智症關懷中心 www.tydca.org.tw

高雄市失智症協會 kda.org.tw

高雄市聰動成長協會 www.smartaction.org.tw

各縣市長期照顧管理中心

基隆｜基隆市安樂區安樂路二段 164 號前棟 1 樓／(02)24340234

台北｜台北市中山區中山區玉門街 1 號／(02)25975202／1999#9

台北市中正區中華路二段 33 號 A 棟 5 樓／(02)23753323

台北市大安區仁愛路四段 10 號 5 樓／(02)27049114

台北市北投區中和街 2 號 3 樓／(02)28974796

台北市大同區鄭州路 145 號 6 樓／(02)25527945

新北｜新北市板橋區中正路 10 號 2 樓／(02)29683331

新北市中和區南山路 4 巷 5 號 2 號／(02)22464570

新北市三峽區光明路 71 號 3 樓／(02)26742858

新北市三重區中山路 2-1 號 2 樓／(02)29843246

新北市新店區北新路一段 88 巷 11 號 4 樓／(02)29117079

新北市新莊區中華路一段 2 號 2 樓／(02)29949087

新北市淡水區中山路 158 號 3 樓／(02)26297761

桃園｜桃園市縣府路 1 號 4 樓／(03)3322101#6475~6477

桃園市中壢區溪洲街 298 號 4 樓／(03)4613990

桃園市復興區澤仁村中正路 25 號／(03)3821265#503

新竹—新竹市東區中央路 241 號 10 樓／(03)5355191
新竹縣竹北市光明六路 10 號／(03)5518101#5210~5219

苗栗—苗栗市府前路 1 號 5 樓／(037)559316
苗栗縣頭份鎮頭份里顯會路 72 號 3 樓／(037)684074

台中—台中市西區民權路 105 號 2 樓／(04)22285260
台中市豐原區中興路 136 號／(04)25152888

彰化—彰化市旭光路 166 號／(04)7278503
彰化縣埔心鄉員鹿路二段 340 號 2 樓／(04)8285729

南投—南投市復興路 6 號 1 樓／(049)2209595

雲林—雲林縣斗六市府文路 22 號／(05)5352880

嘉義—嘉義市德明路 1 號／(05)2336889
嘉義縣太保市祥和二路東段 1 號／(05)3620900#3216~3228

台南—台南市安平區中華西路 2 段 315 號 6 樓／(06)2931232／(06)2931233
台南市新營區府西路 36 號 3 樓／(06)6323884／(06)6321994
台南市佳里區中山路 458 號 2 樓／(06) 7235727／(06)7235263
台南市善化區中山路 353 號／(06)5812251／(06)5812252
台南市歸仁區中山路二段 2 號 3 樓／(06)3387851／(06)3387852

台南市永康區中山南路 655 號 3 樓／(06)2320710／(06)2320720
台南市玉井區中正路 7 號 2 樓／(06)5744616／(06)5744617

高雄｜高雄市苓雅區凱旋二路 132 號／(07)7134000#1811~1829
高雄市仁武區文南街 1 號 2 樓／(07)3732935
高雄市大寮區進學路 129 巷 2-1 號／(07)7821292
高雄市岡山區公園路 50 號 3 樓／(07)6224718
高雄市美濃區美中路 246 號／(07)6822810
高雄市永安區永安路 28-1 號／(07)691-0923

屏東｜屏東市自由路 272 號／(08)7351010／(08)7370002#156

宜蘭｜宜蘭市聖後街 141 號／(03)9359990／(03)9324110
宜蘭縣羅東鎮民生路 79 號 2 樓／(03)9569990

花蓮｜花蓮市文苑路 12 號 3 樓／(03)8226889
花蓮縣玉里鎮中正路 152 號／(03)8980220

台東｜台東市博愛路 336 號 5 樓／(089)357328

澎湖｜澎湖縣馬公市中正路 115 號／(06)9272162

金門｜金門縣金湖鎮新市里中正路 1-1 號 2 樓／(082)334228

連江｜連江縣南竿鄉復興村 216-1 號／(0836)22095 #211

心靈好書

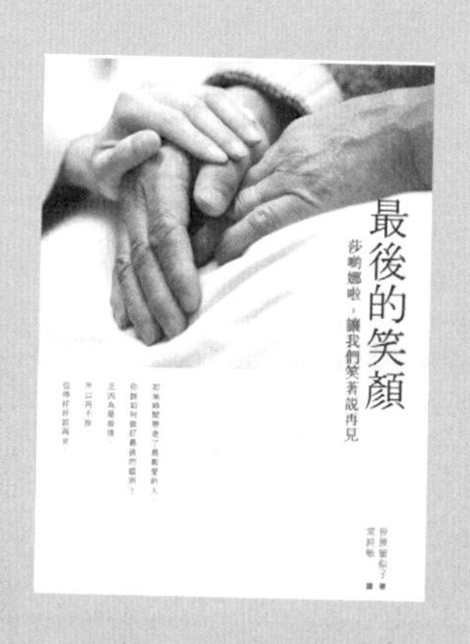

最後的笑顏：莎喲娜啦，讓我們笑著說再見

64 篇關於告別的人生現場，311 東日本大地震真實故事。作者是一名修復納棺師，她以細膩的筆觸寫出遺族與往生者之間的羈絆，讀來深刻且動人。

笹原留似子 著 ／定價：260 元

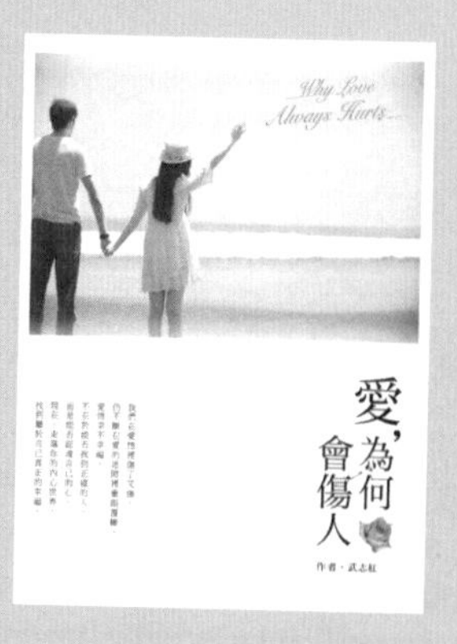

愛，為何會傷人

愛，為何會傷人？因為我們常看不清愛情的真相，總是與自己幻想出來的人相愛，而忽略對方的真實存在。作者伍志紅從心理學角度，給了我們答案。

武志紅 著 ／定價：280 元

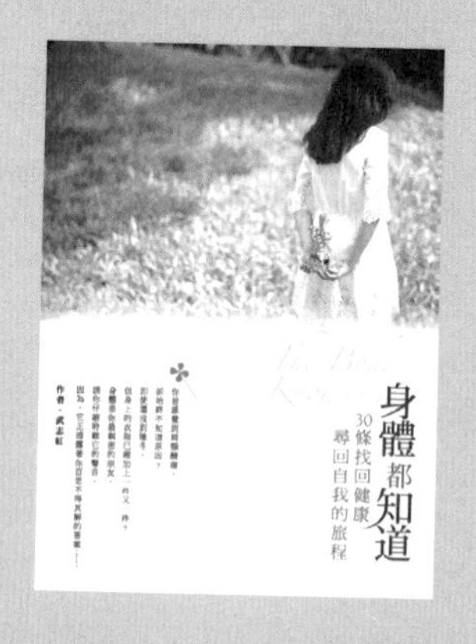

身體都知道：30 條找回健康，尋回自我的旅程

身體是你最親密的朋友，而我們往往過於重視「腦」中的想法，忽略了感受與身體，將自己關在囚籠之中。其實，身體正默默地告訴著你心靈的答案。

武志紅 著 ／定價：280 元

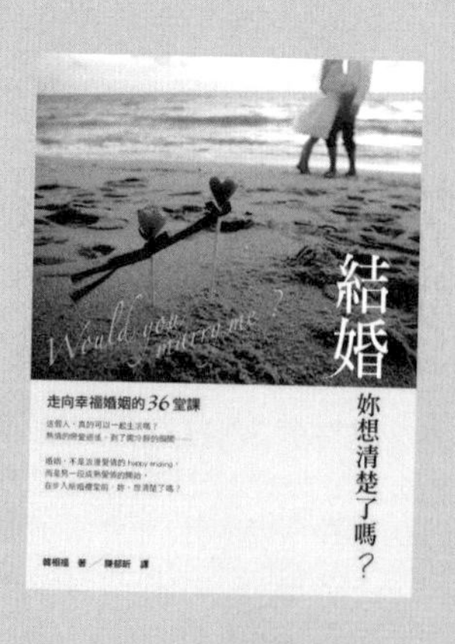

結婚，妳想清楚了嗎？走向幸福婚姻的 36 堂課

婚姻，是另一段成熟愛情的開始，在步入禮堂前，妳想清楚了嗎？ 36 個關於戀愛、婚姻的疑問與解答，帶妳走向幸福婚姻。

韓相福 著 ／定價：280 元

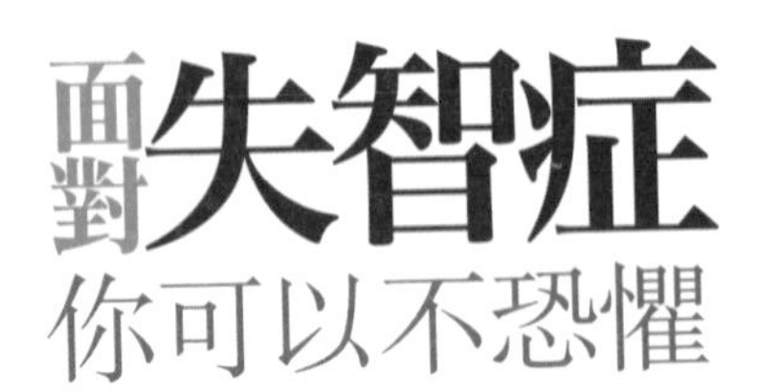

國家出版品預行編目（CIP）資料

面對失智症，你可以不恐懼！/ 奧村步作；李璦祺，陳柏瑤譯. -- 初版. -- 臺北市：四塊玉文創，2015.05
面；　公分
ISBN 978-986-5661-34-2（平裝）

1. 失智症 2. 健康照護

415.934　　　104006880

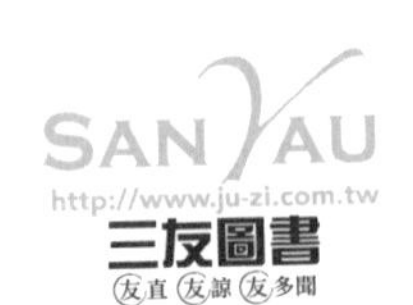

作　者　奧村步
譯　者　李璦祺、陳柏瑤

發行人　程顯灝
總編輯　呂增娣
主　編　李瓊絲、鍾若琦
執行編輯　程郁庭
編　輯　許雅眉、鄭婷尹
編輯助理　陳思穎
美術總監　潘大智
特約美編　李盈儒
美　編　劉旻旻、游騰緯、李怡君
行銷企劃　謝儀方、吳孟蓉

發行部　侯莉莉
財務部　呂惠玲
印　務　許丁財
出版者　四塊玉文創有限公司

總代理　三友圖書有限公司
地　址　106台北市安和路2段213號4樓
電　話　(02) 2377-4155
傳　真　(02) 2377-4355
E-mail　service@sanyau.com.tw
郵政劃撥　05844889 三友圖書有限公司

總經銷　大和書報圖書股份有限公司
地　址　新北市新莊區五工五路2號
電　話　(02) 8990-2588
傳　真　(02) 2299-7900

製版印刷　皇城廣告印刷事業股份有限公司
初　版　二〇一五年五月
定　價　新臺幣260元
ISBN　978-986-5661-34-2（平裝）